Couverture sociale des maladies
à caractère professionnel
en République Démocratique du Congo

Collection « Géopolitique mondiale »

*Dirigée par Mwayila TSHIYEMBE*

L'objet de la collection « **Géopolitique mondiale** » est de susciter les publications dont la vocation est double : d'une part, donner un **sens** aux mutations provoquées par la mondialisation, étant donné la perte des repères du monde ancien et la nécessité d'inventer des repères du monde nouveau ; d'autre part, analyser la **complexité** des enjeux territoriaux, des rivalités d'intérêt et de stratégies qui pousse les acteurs à user de la **force** ou de la **diplomatie,** pour **modifier** ou tenter de modifier le **rapport** de force (ressources naturelles, humaines, culturelles), selon des **idéologies** qui les animent. A cette fin, la **prospective** et la **pluridisciplinarité** sont des approches privilégiées.

**Déjà parus**

Mwayila TSHIYEMBE, *Question africaines post-guerre froide*, 2016

Evelyne GARNIER-ZARLI (Sous la direction de), *Réflexions autour de l'enseignement scientifique. Un enjeu majeur de l'espace francophone,* 2015.

François-Xavier NKUMISONGO VAVI FABIYO, *La sorcellerie chez les Ding de la RDC*, 2015

Adrien BANWITIYA NTEKANGI, *Vers un nouveau droit international des réfugiés écologiques*, 2014

Patrick WENDA T. TSHILUMBA, *L'orientation scolaire et professionnelle en RD Congo*, 2014.

Germain NGOIE TSHIBAMBE, (dir.), *Identités, ressources naturelles et conflits en RDC. Défis méthodologiques et voies de sortie ?*, 2013.

Glombert LOKO MANTUONO

# Couverture sociale des maladies à caractère professionnel en République Démocratique du Congo

*Plaidoyer pour la réforme de la sécurité sociale*

Préface de BOMPAKA NKEYI MAKANYI

L'Harmattan

**L'Harmattan, 2016**
**5-7, rue de l'École-Polytechnique, 75005 Paris**

www. harmattan.com
diffusion.harmattan@wanadoo.fr

ISBN : 978-2-343-09579-0
EAN : 9782343095790

**Déjà paru du même auteur**

Glombert LOKO MANTUONO, *Gouvernance normative du régime général de la sécurité sociale en RDC, Bilan analytique de 1908 à 2013*, 2014.

# Préface

Le sujet abordé par l'auteur du présent ouvrage a une certaine connexité avec les enseignements que j'assure dans les Universités de la République Démocratique du Congo, à savoir les obligations, les questions spéciales des obligations, les progrès techniques et responsabilité civile.

Il me permet de faire observer, comme l'ont fait les sociologues, que si hier l'on avait cru que la responsabilité civile serait la panacée qui permettrait d'apporter une solution équitable au problème posé par l'accroissement considérable des victimes d'accidents et de maladies professionnelles, on est unanime aujourd'hui de reconnaitre que par le fait du développement du machinisme, les dommages augmentent considérablement dans l'industrie à telle enseigne que le rôle de réparation qui incombait jadis à la responsabilité civile n'offre pas assez de sécurité contre les risques de la vie professionnelle rendue plus coûteux du fait de l'industrialisation croissante.

Actuellement, on ne sait plus parler de la responsabilité civile sans faire allusion à d'autres disciplines et techniques.

Voilà qui explique le recours à l'assurance et à la sécurité sociale qui ont pris un essor inattendu.

La réglementation de sécurité sociale des travailleurs a pour objet de déterminer les règles de droit relatives à des matières très importantes touchant la prévention et la réparation des risques professionnels dont les maladies contractées du fait de l'exposition continue à l'occasion d'un travail dangereux et insalubre.

Il se fait malheureusement que toutes les maladies contractées dans ces conditions ainsi que la nocivité des facteurs pathogènes à leur origine ne sont toujours pas connus, détectés, reconnus ni régis par des règles tendant à assurer une couverture adéquate de la sécurité sociale à la victime.

Par cet ouvrage ayant pour cadre théorique le droit de la sécurité sociale et mieux de la sécurité sociale internationale, ouvrage qui plaide également pour l'environnement sain et salubre du travail, l'auteur a fait preuve de beaucoup d'acuité et de perspicacité scientifiques pour soulever une question qui est rare dans les débats, salons et forums, afin de sensibiliser la conscience collective face à des réalités sociales qui sont à la base de l'exclusion, de l'injustice et des fractures sociales.

La pertinence des questions traitées est telle que depuis la Journée Mondiale de la Sécurité et de la Santé au Travail du 28 Avril 1996, les employeurs et salariés étaient sensibilisés à prévenir les accidents du travail et les maladies professionnelles avec pour objectif de promouvoir une « culture de la sécurité au travail » dans le monde entier.

Cet ouvrage se place aussi dans le contexte de la thématique internationale de l'OIT qui avait retenu pour l'année 2011 le thème « Système de Gestion de la Sécurité et de la Santé au Travail et sa mise en œuvre en tant qu'outil permettant une amélioration de la prévention des maladies et lésions liées au travail ».

La valeur intrinsèque de l'analyse que contient le présent ouvrage et la fouille sur l'évolution de l'interventionnisme étatique en matière des maladies professionnelles depuis 1945 à 2015, dénotent du sérieux de l'étude et du souci de combler les lacunes par une réforme qui envisage des solutions perfectibles mais tout au moins concrètes et durables.

La qualité objective des analyses, la pertinence des arguments et des critiques formulées préparent progressivement et sûrement l'esprit du lecteur à arriver à la même conclusion que le chercheur lui-même. La profondeur de la recherche s'observe à travers les motivations suffisamment démontrées, étayées et soutenues en faveur de la réforme de la liste congolaise de 1966 devenue anachronique.

Je reste persuadé que le lecteur en sera édifié et que les décideurs politiques ainsi que tous les opérateurs de la loi entendus, les juristes (Avocats, Magistrats, Conseillers Juridiques), les étudiants en droit, les syndicalistes, les parlementaires, les défenseurs des droits de l'homme etc. y trouveront des idées tout autant enrichissantes qu'utiles de la matière pour arriver à des propositions tendant à une meilleure protection de la main d'œuvre qui, par la Constitution, a droit à une existence conforme à la dignité humaine complétée par tous les autres moyens de protection sociale.

Fait à Kinshasa, le 18 mars 2016
**BOMPAKA NKEYI MAKANYI**
**Docteur à thèse en Droit Privé et Judiciaire**
**Professeur Emérite aux Universités de la RDC**
**Avocat Adjoint au Tribunal Pénal International pour le Rwanda**

# Avant-propos

Rédigé à partir d'une approche tendant à aller au-delà de questions inhérentes à l'étude, le présent ouvrage permet d'aborder les aspects corollaires et virtuels attachés à l'analyse globale. C'est le cas du financement de la réforme envisagée, de la cartographie des entreprises et des risques que celles-ci génèrent, comme préalables à ladite réforme etc.

Grâce à cette démarche, les réformes subséquentes internes à la Caisse congolaise de sécurité sociale, INSS, ont été préconisées en termes des mécanismes préventifs.

Cet ouvrage envisage des solutions perfectibles sous-tendant des recommandations qui, une fois appliquées par le Gouvernement de la République Démocratique du Congo, permettraient à la fois, d'assurer la prévention par la réorganisation de la médecine du travail et d'améliorer le sort des victimes des maladies à caractère professionnel.

Telle est la réalité incontestable dont les intellectuels, les employeurs et la société doivent prendre conscience car prévenir vaut mieux que guérir.

L'étude initiée à travers cet ouvrage est le reflet de la conscience par la société d'une réalité palpable à laquelle on ne saurait totalement échapper et que l'on doit prendre en compte lorsque l'on décide à travers une réglementation.

Il convient de noter le système de liste triennale extensible et progressive, proposé par l'auteur et qui laisse aux décideurs de fixer les normes pour chaque maladie sans charge de la preuve du lien de causalité par le travailleur-victime, lien toujours difficile à établir.

Puisse la lecture de cet ouvrage inspirer les esprits épris de justice sociale distributive et éveiller la conscience collective en faveur de la refondation de la sécurité sociale pour tous.

**L'auteur**

# Liste des principaux abréviations et sigles

A.D. : Arrêté Départemental
A.M. : Arrêté Ministériel
AMSTC : Association des médecins de santé au travail
ANEP : Association Nationale des Entreprises du Portefeuille
Art. : Article
A.T : Accident du travail
ATMP : Accident du travail et maladies professionnelles
B.I.T. : Bureau International du Travail
BRALIMA : Brasserie Limonaderie et Malterie
CEACR : Commission d'experts pour l'application des conventions et recommandations
CHSCT : Comité d'Hygiène de Sécurité et des Conditions de Travail
CIJ : Cour Internationale de Justice
CIPRES : Conférence Interafricaine de Prévoyance Sociale
CIT : Conférence Internationale du Travail
CNSS : Caisse Nationale de Sécurité Sociale béninoise
CNT : Conseil National du Travail
COPEMECO : Confédération des Petites et Moyennes Entreprises Congolaises
$CO_2$ : Dioxyde de carbone
C.T. : Code du travail
CRRM P : Comité Régional de Reconnaissance des Maladies Professionnelles
FEC Fédération des Entreprises du Congo
FMP : Fonds pour les Maladies Professionnelles

INRS : Institut National de Recherche et de Sécurité
INSS : Institut National de Sécurité Sociale
J.O.RDC : Journal Officiel de la République Démocratique du Congo
MCP : Maladies à Caractère Professionnel
MP : Maladies Professionnelles
MPI : Maladies Professionnelles Indemnisables
OIT : Organisation Internationale du Travail
OMC : Organisation Mondiale du Commerce
OMS : Organisation Mondiale de la Santé
PNPS : Programme National d'Appui à la Protection Sociale
RA : Régime Agricole
RG : Régime Général
RDC : République Démocratique du Congo
SOTEXKI : Société Textile de Kisangani
SCSST : Société Camerounaise de la Sécurité et Santé au Travail
SST : Sécurité et Santé au Travail

# Liste des tableaux

# Graphiques

# Introduction

La réforme de la sécurité sociale est multi-faciale. Le volet abordé dans le présent ouvrage touche au droit de la sécurité sociale, orientée vers une triple thématique : Environnement, Santé et Sécurité au travail. Il se rapporte à la liste des maladies professionnelles éligibles à la couverture sociale et exclusive des maladies à caractère professionnel (MCP) en dépit de la grande évolution épidémiologique, médicale, scientifique, technique, technologique et de l'évolution observée au sein de l'OIT, laquelle a mis en place une nouvelle liste comptant plus de 2 000 maladies professionnelles.[1]

La législation congolaise continue à accuser un conservatisme inquiétant tendant à porter atteinte aux droits légitimes des travailleurs victimes de MCP et exclus de la sécurité sociale, considérée pourtant comme droit fondamental à vocation universelle de par les matières abordées et le pourcentage de couverture.

Cette étude est une remise en cause de la capacité de la liste de 1966 à régir les conséquences sur la santé des travailleurs, de situations industrielles, scientifiques et technologiques évolutives.

---

[1] OIT, Une réunion du BIT adopte une liste révisée des maladies professionnelles, *disponible sur* www.ilo.org/About_the_ILOMedia_and_public_information/Press_releases/lang--fr/WCMS_116474/index.htm, visité le 04/09/2010.

La maladie professionnelle est en étroite relation avec la sécurité sociale appelée à la gérer par l'organisation de la prévention et de différentes prestations en faveur de victimes en cas de perte de gain consécutive à une exposition au travail.

Les maladies à caractère professionnel (MCP) diffèrent des maladies professionnelles, en ce qu'elles sont considérées comme toutes pathologies en rapport avec l'activité professionnelle mais ne faisant pas l'objet d'une liste de maladies professionnelles indemnisables (MPI). Elles constituent, en RDC, des maladies orphelines qui, faute de réglementation, ne donnent lieu à aucune couverture de sécurité sociale appropriée.

La pertinence de l'intérêt qu'il y a à réglementer ces maladies se dégage d'une étude précédemment menée par nos soins, dans les industries brassicole et textile congolaises, deux secteurs où les travailleurs sont exposés aux risques et à un environnement portant atteinte à la santé du personnel sans aucune couverture protectionnelle.[2]

Cette étude a démontré que, dans les deux secteurs susmentionnés, il y a une gamme variée des intrants et produits diversifiés, le plus souvent toxiques. Tel est le cas des colorants (produits chimiques et auxiliaires), des produits végétaux (le malte, le houblon), des céréales (riz, maïs, seigle, avoine...) et le coton, responsables de poussières importantes, sans pour autant omettre les nuisances physiques provoquées par les bruits assourdissants des machines.

---

[2] LOKO MANTUONO G. c), *Maladies à caractère professionnel et sécurité sociale en République Démocratique du Congo : esquisse du droit comparé et proposition de réforme de la liste de 1966. Cas de la BRALIMA et de la SOTEXKI à Kisangani*, Mémoire de Diplôme d'Etudes Supérieures en Droit, UNIKIS, FD, 2010-2011, p.1.

La même étude renseigne que non seulement ces différents intrants et produits exposent le personnel à de divers risques au travail, mais aussi sont-ils à la base de plusieurs affections d'origine professionnelle ou en relation avec le travail mais sans être prises en charge par la liste congolaise de 1966, alors qu'elles sont répertoriées et retenues comme maladies professionnelles indemnisables tout autant dans la liste de l'OIT que dans celles de la France et de la Belgique pour les mêmes secteurs d'activités.

Cet état de choses suscite la question essentielle, celle de savoir pourquoi les Pouvoirs publics en RDC où les industries brassicole et textile d'importation occidentale, constituées sur le modèle européen en termes d'infrastructures, d'équipements, des procédés de production et d'importation des intrants et produits susmentionnés de l'Europe, n'érigent-ils pas en maladies professionnelles les pathologies issues des risques évidents auxquels sont exposés les travailleurs des entreprises concernées, dès lors qu'il y a mise en péril de la santé, un des droits humains fondamentaux ?

Ne devrait-on pas prendre en compte le fait que la RDC est, comme tous les pays membres de l'OIT, régie par les mêmes normes supranationales de cette institution normative ?

Ces questions sont d'autant plus pertinentes qu'elles suscitent la réflexion autour des considérations suivantes :

-Si les pays développés comme la Belgique et la France ont organisé les mécanismes de protection collectifs et individuels plus appropriés au niveau de l'entreprise pour les risques sus évoqués, au demeurant érigés en maladies professionnelles indemnisables, à combien plus forte raison devrait le faire le législateur en RDC où les équipements de protection individuels ou collectifs ainsi que les mesures contraignantes en la matière ne sont pas aussi rigoureux ni efficacement observés que dans ces pays développés ?

- Que faire pour assurer une couverture sociale aux victimes congolaises des maladies à caractère professionnel ?
- Quel est le sort de victimes de ces maladies ?

Les réponses à toutes ces interrogations résident dans le plaidoyer en faveur de la réforme technique de la sécurité sociale congolaise, réforme qui en appelle elle-même à d'autres réformes internes subséquentes.

Cette étude tente de concilier deux impératifs.

Le premier est celui de ***pourvoir à un travail décent dans un environnement sain et salubre*** et donc de veiller aux intérêts des travailleurs congolais face à l'émergence de nombreux facteurs de risques qui accroissent les contraintes subies en milieu professionnel. Cela permet d'évaluer le niveau d'application de la règlementation sur la prévention des risques professionnels.

Le second est celui d'***analyser le système figé de liste congolaise prévue par l'Ordonnance n°66-370 du 30/06/1966 relative aux maladies professionnelles***, liste limitée à 16 maladies pour toutes les activités confondues qu'organise la République alors que se diversifie et se modernise le tissu économique du pays au regard de l'évolution technologique et industrielle mondiale.

En effet, la diversification et l'évolution technologiques observées dans le monde ont conduit le BIT à adopter, en mars 2010, une nouvelle liste des maladies professionnelles contenant de nouvelles affections, assortie de la recommandation pour les Etats membres d'actualiser les leurs.

A travers une démarche biphasée, complétée par l'approche comparative, l'étude précédente a identifié des affections à caractère professionnel non couvertes par le régime de la sécurité sociale.[3]

La première phase, celle d'investigation consistait à repérer au préalable, par branche d'activités et poste de travail, les agents pathogènes et leur nocuité possible sur la santé des travailleurs.

Tandis que la seconde phase, celle d'analyse et d'identification, a fait recours à deux types de relations :

1. La relation *exposition-effet* qui examine la relation de causalité entre l'exposition et la gravité de l'affection chez le sujet, et la relation *exposition-réponse* qui considère le lien entre l'exposition et le nombre relatif des sujets touchés par rapport aux effectifs dans les postes concernés.
2. La vérification du taux de récurrence des pathologies relevées dans les mêmes postes de travail et le recours judicieux, autant que faire se peut, à l'expertise des médecins, aux tests qualitatifs de laboratoire, de radiologie, et à d'autres analyses médicales exclusives, ont ajouté aux mécanismes d'identification de ces maladies.
3. La comparaison du résultat ainsi obtenu en termes d'affections à intégrer dans la nouvelle liste avec celles prévues dans les listes de maladies professionnelles réglementées en Belgique et en France se rapportant aux mêmes branches d'activités et d'avec celle de l'OIT, a permis de retenir précisément des affections respiratoires, cutanées, les troubles d'audition et les affections de type lombaire et autres provoquées par les agents physiques, chimiques ou parasitaires comme éligibles à la nouvelle liste à réviser.

Le présent ouvrage qui aborde la question de la couverture sociale des maladies à caractère professionnel tendant vers la réforme technique de la sécurité sociale

[3] LOKO MANTUONO G. c), *op.cit,* p.11.

congolaise, se structure autour de six chapitres traitant chacun d'un aspect particulier et dont l'ensemble concourt à un développement cohérent de l'étude débouchant sur une conclusion logique.

**Le premier chapitre** examine dans une approche comparative les différents systèmes de détermination des maladies professionnelles pour en fixer les contours conceptuels en les distinguant des notions connexes et voisines au regard des régimes juridiques correspondant aux maladies professionnelles.

**Le deuxième chapitre** consacré à l'interventionnisme étatique sur les maladies professionnelles et la prévention en droit congolais fait, en liminaire, un développement circonstancié sur le fondement juridique du système en vigueur en République Démocratique du Congo.

Il réserve une bonne part d'analyse à l'évolution et la nature de l'interventionnisme congolais en la matière et en dresse un état de lieux permettant d'une part, de ressortir les incohérences, lacunes et insuffisances législatives ou règlementaires qui ont besoin de la réforme pour être couvertes, et d'autre part, de déterminer le champ des maladies professionnelles indemnisables et celui des maladies à caractère professionnel.

Il y est fait allusion à la gestion préventive des maladies professionnelles ainsi qu'à la place qu'occupe la médecine du travail à travers le rôle qu'elle est censé jouer par essence.

**Au troisième chapitre**, l'étude aborde la question du régime juridique applicable aux victimes des maladies à caractère professionnel s'il en existe, en prenant en compte le régime prévu par les sources conventionnelles internes aux entreprises. Cette analyse, associée à l'approche comparative, va dégager implicitement la lacune du système congolais et l'intérêt qu'il y a de la combler par un régime adéquat qui justifierait, dans le cadre de la réforme, l'intégration de ces maladies dans la liste existante en faveur d'une sécurité sociale équitable.

**Le quatrième chapitre** relatif à l'analyse juridique des normes de l'OIT et leurs effets sur la réforme de la liste congolaise des maladies professionnelles planche successivement sur le BIT et la liste des maladies professionnelles, sur la fonction normative de cette institution qui est comme étalon pour les Etats-membres, sur les caractères et conséquences juridiques de la liste de BIT sur ceux-ci.

Il considère également les obligations issues de la Constitution de l'OIT sans se départir des implications des recommandations internationales.

Ce chapitre examine enfin, les mécanismes de mise en œuvre et de garantie d'application des normes issues des conventions et recommandations internationales, tout en émettant un avis critique sur ces mécanismes, sur l'approche des sanctions économiques comme garantie de mise en œuvre des normes sociales internationales et sur la « *soft law* » comme mode de régulation en droit international de la sécurité sociale.

**Dans le chapitre cinq** ayant trait à l'intégration des maladies à caractère professionnel dans le tableau légal des maladies professionnelles en République Démocratique du Congo, l'étude entend décrypter les mécanismes de définition de la politique de la sécurité sociale au Congo sur les maladies professionnelles, relever les tendances qu'il faut éviter dans cette démarche, et indiquer les heurts à l'actualisation de la liste, les critères et procédures d'intégration des maladies à caractère professionnel.

Il est capitalisé, dans ce chapitre, les résultats de l'étude précédente appliquée aux secteurs brassicole et textile congolais pour en extraire, un échantillon des maladies à caractère professionnel devant subir la mutation vers les maladies professionnelles indemnisables grâce au processus d'intégration que rend possible la réforme de la sécurité sociale à travers la révision de liste de 1966.

**Le chapitre six** plaide pour la réforme de la sécurité sociale congolaise et justifie, à travers une série des motivations profondes, l'extension de la liste congolaise de 1966 et la nécessité de réorganiser la médecine préventive du travail.

Il considère les modalités de l'exécution de la réforme proposée, le choix du système congolais adapté à cette réforme dont elle propose, en termes des préalables à la mise en œuvre, la mobilisation de moyens suffisants et de ressources nécessaires.

Il dégage la nécessité d'autres réformes subséquentes notamment inhérentes au système actuel de cotisation sociale, à la cartographie d'entreprises selon les risques générés et à la révision de la gouvernance qui puisse pérenniser le fonctionnement de la caisse congolaise de la sécurité sociale devant répondre pleinement à sa vocation fonctionnelle.

# Chapitre un
# système de détermination
# de maladies professionnelles

Ce chapitre entend prendre en charge les questions spécifiques relatives aux systèmes de maladies professionnelles (I.1) et au contenu des maladies professionnelles et de celles à caractère professionnel (I.2).

## I.1. Systèmes de maladies professionnelles

Trois systèmes sont à la base de conceptions distinctes sur les maladies professionnelles : système de liste exhaustive ou fermée (I.1.1), système ouvert (I.1.2) et système mixte (I.1.3). Il y a lieu de les décrypter l'un après l'autre.

### I.1.1. Conception de liste exhaustive ou restrictive de maladies professionnelles

Il convient de circonscrire le contour du système (A) avant d'en donner les avantages et inconvénients (B).

#### A. Enoncé du système

La conception de liste exhaustive ou restrictive de maladies professionnelles est celle qui ne reconnaît la qualité de maladies professionnelles qu'aux seules affections limitativement énumérées par un texte légal ou réglementaire et figurant sur la liste du tableau prévu à cet effet pour autant qu'elles répondent aux critères qu'elle détermine.

Ce système exige qu'il y ait :[4]

- Une exposition inhérente à l'exercice de la profession ;
- Une influence nocive ;
- Et une exposition nettement plus élevée que l'exposition subie par la population en général.

Cette dernière précision emporte l'idée selon laquelle, le travailleur qui contracte fortuitement une maladie à son travail, sans que celui-ci n'entraîne un risque accru de cette maladie, n'est pas exposé à un risque professionnel mais il est simplement exposé aux risques ordinaires de la vie quotidienne.

La conception à la base de ce système est celle partagée par nombre de pays tels que la Belgique (1), l'Espagne (2), la Grande-Bretagne (3) et la République Démocratique du Congo (4).

**1. En Belgique**

La législation qui consacre notamment le système de liste impose que la victime puisse justifier qu'elle[5] :

- tombe dans le champ d'application du règlement des maladies professionnelles ;
- est victime d'une maladie professionnelle reprise dans la liste prévue à cet effet ;

---

[4] Gouvernement fédéral belge, *Procédure de reconnaissance d'une* m*aladie professionnelle*, disponible sur www.atousante.com/maladies_prof/procedure_de_reconnaissancevisit é le 25/07/2010.

[5] Evelien de Kezel, *Indemnisation des victimes de lésions corporelles dues à l'exposition à l'amiante dans le milieu professionnel : situation en Belgique*, disponible sur home.scarlet.be/~abeva/documents/ belge.htm#top, visité le 12/07/2010.

• a été exposée au risque professionnel de cette maladie durant toute la période ou une partie de la période où elle tombe sous le coup de l'application du règlement.

La liste belge des maladies professionnelles qui donne lieu à indemnisation est fixée par l'A.R. du 28 mars 1969.

A cette époque, l'Asbestose, la Mésothéliome et les affections bénignes de la plèvre provoquées par l'amiante étaient reprises dans la liste des maladies professionnelles.

Aux termes de cette législation, la victime doit démontrer que, durant la période de mise au travail, une exposition réelle au risque de maladie est intervenue d'une manière significative et supérieure à l'exposition de la population en général, et qui, suivant des avis médicaux généralement acceptés, est de nature à provoquer la maladie.

Pour faciliter l'établissement de la preuve par la victime, le législateur a établi une liste de branches d'activités, de métiers et de catégories d'entreprises, où la victime est considérée comme susceptible d'avoir été exposée au risque de la maladie, jusqu'à preuve du contraire.

Ce système est fondé sur la présomption d'origine de la maladie professionnelle, l'occupation du poste à risque pendant une certaine durée faisant foi, sans charge de preuve du lien de causalité par la victime qui devra seulement justifier, dans le cadre de son poste de travail, de l'exercice à titre habituel d'une activité l'exposant à un risque prévu dans la liste.

**2. En Espagne**

La liste des maladies professionnelles est établie en liaison avec les principales activités propres à les produire (décret royal 1955 du 12 mai 1978). Une maladie ne figurant pas sur la liste n'est couverte que si elle est considérée comme un accident du travail, c'est-à-dire, une maladie contractée à l'occasion du travail et exclusivement imputable à l'accomplissement de ce travail.[6]

### 3. En Grande-Bretagne

Il existe la liste de plus de 70 maladies professionnelles reconnues attribuables aux conditions de travail avec une loi spéciale pour la byssinose et la pneumoconiose de sorte que les maladies non prévues par cette liste ne sont pas couvertes, sauf si elles répondent à la définition des accidents du travail.[7]

### 4. En RDC

Le système de liste est organisé de telle manière que toute affection non reprise sur la liste, quand bien même elle serait présumée contractée sur le lieu du travail et au poste de la victime, ne donnerait lieu à aucune indemnisation ni à la couverture du régime de la sécurité sociale au titre de maladie professionnelle.

Ce système est qualifié de liste exhaustive, restrictive ou fermée au motif qu'il ne tolère aucune maladie non répertoriée dans la liste exclusive, limitée à seize maladies telles que réglementées par l'annexe à l'Ordonnance n°66-370 du 30/06/1966 relative aux maladies professionnelles.

Il y a lieu de faire observer déjà à ce niveau que le droit de sécurité sociale congolais de maladies professionnelles, qui est un héritage colonial du droit belge, n'a pas évolué dans le même sens que le droit inspirateur plus adapté aux réalités nouvelles et au développement des activités industrielles et professionnelles. L'étude des autres systèmes va le démontrer.

---

[6] WARRANT F., *L'entreprise face aux risques : régime juridique applicable, compétences internes, outils de prévention + addendum 2004,* CONTRAT SSTC 0A/B9/002, FONDATION TRAVAIL-UNIVERSITÉ, Juin 2002, p.9.

[7] *Idem,* p.10.

En résumé, le système de liste où les maladies professionnelles « reconnues » sont répertoriées dans une liste, répond aux caractéristiques suivantes qui le distinguent du système ouvert :

- *Système limitatif assorti d'une liste exhaustive des maladies indemnisables.*
- *Présomption du lien causal entre la maladie et l'exposition.*

Il convient avant d'aborder les autres systèmes, d'évaluer celui de liste fermée en considérant ses forces et ses faiblesses.

## *B. Avantages et inconvénients du système de liste*[8]

L'avantage du système de la liste repose sur le fait qu'il dispense le travailleur d'avoir à fournir la preuve et l'origine professionnelle de l'affection, charge qui revient à la sécurité sociale d'apporter la preuve contraire ; en cela, ce système est favorable aux victimes d'une maladie professionnelle reconnue.

Son inconvénient réside dans le fait qu'il établit une discrimination entre les maladies professionnelles donnant droit à réparation et celles qui, bien que d'origine professionnelle certaine, ne sont ni reconnues ni indemnisées par la sécurité sociale au motif qu'elles ne figurent pas sur la liste.

Telle discrimination dangereuse ne saurait pour le moins se justifier quand l'on sait que l'utilisation de plus en plus fréquente de nouvelles substances toxiques sur le marché entraîne un retard inévitable entre l'apparition de nouveaux dangers pour la santé et leur reconnaissance officielle par leur inscription sur la liste.

---

[8] LOKO MANTUONO G. c), *op.cit*, p.36.

Cet état de choses impose que soit conçu un mécanisme palliatif de couverture de sécurité sociale en faveur des victimes non protégées par le système de liste en vigueur.

### I.1.2. Système ouvert

En vue de mieux cerner ce système, il sera circonscrit son contour (A) d'une part, avant que ne soit donnée la motivation de l'institution en France du Système complémentaire de reconnaissance des maladies professionnelles (B) d'autre part.

#### *A. Enoncé du système*

La théorie de la liste ouverte est celle qui reconnaît à la victime d'une maladie contractée en milieu du travail mais non reprise dans la liste, le droit de pouvoir demander et obtenir une indemnisation à condition pour elle de prouver que la cause directe et déterminante de l'apparition de cette maladie est en rapport avec sa profession.

Ce système, aussi appelé système *hors liste,* existe en Belgique depuis 1990. Il offre la possibilité de faire reconnaître toutes maladies contractées en milieu professionnel qui peuvent être indemnisées si la victime est à mesure de démontrer que sa maladie est la conséquence « déterminante et directe » de l'exercice de la profession.[9]

La preuve du lien causal entre la maladie et les activités professionnelles à la charge de la victime vient exclure la présomption d'une relation causale entre l'exposition professionnelle et l'atteinte à l'intégrité physique, rendant ainsi très lourde et plus dilatoire la procédure.

---

[9] Agence européenne pour la sécurité et la santé au travail, *Assurance maladie professionnelle en Belgique*, disponible sur www.beswic.be/fr/topics/health/assurance-maladie-professionnelle/front-page, visité le 06/01/2011.

En résumé, le système ouvert qui est un système complémentaire de reconnaissance des maladies d'origine professionnelle, répond aux caractéristiques suivantes qui le distinguent du système de liste :

- *système non limitatif prenant en compte toute maladie à caractère professionnel hors liste ;*
- *preuve directe et déterminante du lien causal à apporter ;*
- *décision par la commission du système ouvert et le Fonds de Maladies Professionnelles.*

### *B. Motivations de l'institution en France du Système complémentaire de reconnaissance des maladies professionnelles*[10]

Le système de liste (tableaux) présentait une double limite ; il excluait du régime de réparation des maladies professionnelles, les maladies non inscrites dans l'un des tableaux d'une part, et ne prenait pas en compte les maladies pour lesquelles toutes les conditions médico-légales définies dans le tableau n'étaient pas remplies d'autre part.

Voilà pourquoi la loi n° 93-121 du 27 janvier 1993 modifiée portant diverses mesures d'ordre social, a institué une nouvelle procédure de reconnaissance du caractère professionnel des maladies.

Au terme de cette analyse sur le système ouvert, il convient de considérer le dernier volet trilogique des systèmes des maladies professionnelles qu'est le système mixte.

---

[10] INRS, *Introduction aux maladies professionnelles*, disponible sur www.inrs.fr/htm/introduction_aux _maladies _professionnelles.html visité le 14/07/2010.

### I.1.3. Système mixte

Il sied avant tout de déterminer la teneur de la mixité de ce système mixte (A) pour que l'on en précise ensuite le fonctionnement (B).

#### *A. Teneur de la mixité*

La mixité de ce système réside dans le fait que le travailleur peut, d'une part, prétendre à une indemnisation lorsqu'il prouve qu'il est atteint d'une maladie reprise sur la liste, maladie au risque de laquelle il a été exposé dans le cadre de l'exécution de son contrat de travail, étant entendu que l'occupation dans certains types d'entreprises identifiés dans la liste fait présumer que l'on a été exposé au risque de certaines maladies.

D'autre part, le travailleur peut également obtenir une indemnisation s'il est atteint d'une maladie qui ne se trouve pas dans la liste, mais dont il prouve sa cause déterminante dans l'exercice de sa profession. Dans ce dernier cas, la charge de la preuve repose en principe sur ce travailleur, charge qui, *de facto,* sera facile à apporter toutes les fois qu'il s'agit des cas pour lesquels il existe déjà une jurisprudence sur certaines maladies ; charge qui deviendra, malheureusement, assez lourde en dehors de ces cas.

#### *B. Fonctionnement du système mixte*

Il convient de relever que la plupart des pays de l'Union européenne tels que l'Allemagne, la Belgique, le Danemark, la France et le Portugal ont adopté le système mixte.[11]

Certes, le système mixte qui combine le système ouvert avec celui de liste (restrictive), a poussé les législations qui le consacrent à mettre en place de nouvelles structures

---

[11] WARRANT F., *op.cit.*, pp. 8-10.

autres que la sécurité sociale de droit commun pour venir à la rescousse des victimes qui ne sont pas abandonnées à leur triste sort.

C'est le cas en Belgique du Fonds pour les Maladies Professionnelles (FMP) et en France, du Comité Régional de Reconnaissance des Maladies Professionnelles (CRRMP).

Après ce développement sur les différents systèmes de maladies professionnelles, il paraît impérieux de fixer les contours des maladies professionnelles tout en tenant compte des notions connexes.

## I.2.Maladies professionnelles et à caractère professionnel

Différentes notions se rapportant aux maladies professionnelles (I.2.1) peuvent être utilisées distinctivement pour désigner la même réalité sans être régies par le même régime juridique. Il s'agit de « maladies liées au travail », de « maladies à caractère professionnel » et de « maladies d'origine professionnelle » (I.2.2).

### I.2.1. Maladies professionnelles en RDC

Il convient de faire observer au seuil de cette partie d'analyse que la législation en matière de maladies professionnelles a été mise sur pied sous l'impulsion de la convention qui a été conclue en 1925 lors de la septième Conférence Internationale du Travail de Genève, au cours de laquelle les pays membres de l'OIT se sont engagés à assimiler les maladies professionnelles aux accidents du travail et à indemniser ceux qui en sont victimes selon la législation nationale en vigueur.

C'est dans cet esprit qu'aux termes du secundo de l'article 20 du Décret-loi du 29 juin 1961 organique de la sécurité sociale, le législateur congolais applique aux maladies professionnelles les dispositions relatives aux accidents du travail, la date de la première constatation médicale de la maladie étant assimilée à celle de l'accident.

Il sied de donner succinctement la notion (A), le contenu (B) et les catégories des maladies professionnelles (C).

### *A. Notion*

Le concept de « maladie professionnelle » recouvre une double acception médico-légale ; il n'est pas toujours juridiquement aisé d'en donner une définition universelle au motif qu'il est directement tributaire du contenu que lui confère la législation de chaque pays selon qu'il est lié à tel ou tel autre système de référence.

Le Droit congolais ne définit pas les maladies professionnelles, il se contente tout simplement, à travers l'A.M. n°8/61 du 21/10/1961 relatif au règlement général d'assurance tel que modifié à ce jour et l'ordonnance n° 66-370 du 30 juin 1966 touchant les maladies professionnelles, d'en réglementer les conditions.

L'OIT, à travers la convention n°155 du protocole d'accord de 2002 sur la sécurité et la santé des travailleurs, confère à l'expression « maladie professionnelle », la notion de toute maladie contractée à la suite d'une exposition à des facteurs de risque résultant d'une activité professionnelle[12].

Lorsqu'elle se réfère au paragraphe 6 de la recommandation n° 121 sur les prestations en cas d'accidents du travail et de maladies professionnelles, elle définit les maladies professionnelles comme « les

[12] OIT, *Identification et reconnaissance des maladies professionnelles : critères pour incorporer des maladies dans la liste des maladies professionnelles de l'OIT*, Réunion d'experts sur la révision de la liste des maladies professionnelles (recommandation n°194), BIT, Genève, 27-30 octobre 2009, p.1.

maladies dont il est connu qu'elles résultent de l'exposition, dans des procédés, activités ou occupations, à des substances ou à des dangers inhérents à ces procédés, activités et occupations. »

### *B. Contenu de la maladie professionnelle*

Deux éléments importants sont contenus dans la définition d'une maladie professionnelle :

- la relation de cause à effet entre l'exposition dans un milieu de travail ou une activité professionnelle et une maladie et,
- le fait que la maladie apparaît dans un groupe de personnes exposées avec une fréquence supérieure à la morbidité moyenne du reste de la population.

Une constance se dégage de toutes ces notions, celle de voir en la maladie professionnelle, la maladie dont il convient de chercher la cause dans l'exercice de la profession.

Sans prétendre valoir pour toutes les maladies ayant un rapport de cause à effet avec l'exercice d'une activité professionnelle ou l'exécution de certains travaux, l'assimilation prévue par l'article 20 du décret-loi du 29 juin 1961 susmentionné se limite aux maladies qui figurent sur la liste fixée par l'annexe à l'ordonnance n° 66-370 du 30 juin 1966 relative aux maladies professionnelles.[13]

Cette ordonnance du Président de la République délibérée en Conseil des ministres, sur proposition du ministre du Travail, est prévue par le tertio de l'article 20 du décret-loi du 29 juin 1961 susmentionné qui prévoit la liste des maladies considérées comme des maladies

---

[13] Annexe à l'Ordonnance n° 66-370 du 30/06/1966 relative aux maladies professionnelles, portant liste des maladies professionnelles, in Recueil d'actes légaux et index, 1ére édition, éd. Acosys, Kinshasa, 1993.

professionnelles avec, en regard, la liste des travaux, procédés et professions comportant la manipulation et l'emploi des agents nocifs ou s'effectuant dans des conditions particulières exposant les travailleurs de façon habituelle au risque de contracter ces maladies.

Cette disposition renchérit que les maladies professionnelles qui se déclarent après la date à laquelle le travailleur a cessé d'être exposé au risque de contracter ces maladies sont prises en charge si elles se déclarent dans les délais indiqués sur cette liste.

La liste congolaise produite par l'annexe à l'ordonnance n° 66-370 du 30 juin 1966 relative aux maladies professionnelles limite à seize, les affections.

Il convient toutefois de faire observer que si la maladie apparaît comme la suite d'une série d'événements à évolution lente, l'accident de travail, par contre, se caractérise par la soudaineté qui lui confère une cause et une date certaines ainsi qu'une origine précise.

### *B. Catégories de maladies professionnelles*

L'on peut retenir trois catégories de maladies professionnelles :

1.Celles qui se manifestent par des intoxications aigues ou chroniques sous l'action de certains produits. Elles impliquent que l'individu ait été exposé habituellement à des agents nocifs mentionnés dans le tableau.

2.Les affections microbiennes qui supposent également une occupation habituelle, à des travaux susceptibles de provoquer la maladie.

3.Les affections résultant de l'ambiance ou d'attitudes particulières (environnement du travail).

Il importe à présent d'aborder la question des maladies à caractère professionnel différemment désignées comme maladies d'origine professionnelle ou liées au travail ou encore en relation avec le travail.

### I.2.2. Maladie à caractère professionnel

Une maladie est à caractère professionnel si elle est la conséquence directe de l'exposition d'un travailleur à une nuisance ou si elle résulte des conditions dans lesquelles il exerce son activité professionnelle.

Cette maladie est susceptible d'être professionnelle mais n'entre pas dans le cadre des tableaux de maladies professionnelles indemnisables (MPI).

Cette notion a été introduite par le législateur français dès 1919, en vue, tant de la prévention des maladies professionnelles que d'une meilleure connaissance de la pathologie professionnelle et de l'extension ou de la révision des tableaux.

Bien que leur déclaration soit en France, une obligation légale pour tout docteur en médecine (article L461-6 du code de la Sécurité sociale), rares sont les médecins qui déclarent les maladies à caractère professionnel (MCP) à l'Inspecteur du Travail qui devrait en informer le médecin inspecteur régional du travail et de l'emploi.

Ce système a pour but de recueillir des informations sur les nouvelles maladies professionnelles qui pourraient devenir indemnisables.

Les différents systèmes de maladies professionnelles ayant été cernés, il importe à présent de porter un regard critique sur le degré d'interventionnisme congolais en la matière.

Cette étude aura le mérite de ressortir les lacunes de la législation et la règlementation congolaises sur la question, laissant un large champ aux manifestations pathologiques susceptible de donner lieu aux maladies à caractère professionnel qui en appellent à la réforme technique de la sécurité sociale.

# Chapitre deux
# Interventionnisme étatique sur les maladies professionnelles et prévention en droit congolais

Ce deuxième chapitre consacre, en liminaire, un développement circonstancié sur le fondement juridique du système des maladies professionnelles en vigueur en République Démocratique du Congo (II.1) et fait allusion à la prévention des maladies professionnelles (II.2).

## II.1. Fondement juridique du système de gestion des maladies professionnelles

L'analyse du fondement juridique du système de gestion des maladies professionnelles passe par l'étude du système en vigueur en RDC (II.1.1), de l'évolution et de la nature de l'interventionnisme congolais en la matière de 1945 à 2015 assorti d'un état des lieux permettant de ressortir les insuffisances législatives ou règlementaires (II.1.2) et des critères des maladies professionnelles indemnisables permettant d'établir, par ricochet, le champ des maladies à caractère professionnel (II.1.3).

### II.1.1. Système en vigueur en RDC

Le système en vigueur en République Démocratique du Congo en matière des maladies professionnelles est celui de liste restrictive ou limitative. Selon ce système, toute affection qui n'est pas reprise dans la liste des maladies professionnelles ne peut être considérée comme telle quand bien même elle serait contractée en milieu professionnel par l'exposition de la victime à un risque évident.

Ce système est mis en œuvre en RDC par la liste en vigueur ce jour représentée à travers le tableau 1 repris dans les pages 199-200.

Ce tableau compte limitativement seize affections règlementées, au regard des travaux, procédés et professions comportant la manipulation et l'emploi des agents nocifs ou s'effectuant dans des conditions particulières exposant les travailleurs de façon habituelle aux risques de contracter ces maladies.

Il implique donc la couverture exclusive, par le régime de la sécurité sociale, de la victime atteinte de l'une des seize affections indemnisables pour peu que cette maladie soit la conséquence d'une certaine durée d'exposition au poste de travail habituel et aux risques répertoriés dans ladite liste.

Il convient de retracer l'historique de la législation et /ou de la réglementation des maladies professionnelles dans ce qui est devenue aujourd'hui la RDC pour déterminer la nature de l'interventionnisme et en ressortir les lacunes.

### II.1.2. Evolution de la liste congolaise de maladies professionnelles de 1945 à 2015

L'analyse de cette situation évolutive sur une période de soixante-dix ans (70 ans) permettra, d'une part, de cerner par comparaison, l'importance que le législateur colonial et celui du Congo indépendant, chacun dans son cas, attachaient à la question des maladies professionnelles, et de déterminer d'autre part, la fréquence d'intervention législative ou réglementaire en la matière au regard de la nomenclature.

### *A. Interventionnisme des Pouvoirs publics sur la fixation des listes des maladies professionnelles*

Un inventaire assorti d'analyse permettra d'établir un état des lieux sur les différentes interventions législatives ou règlementaires relatives à la matière.

#### 1 Liste prévue par le Décret du 20 décembre 1945 relatif à la réparation du dommage des maladies professionnelles survenues aux non-indigènes.[14]

Aux termes de ce texte, « la maladie professionnelle se caractérise par la cause lente et durable qui l'engendre ; elle est la conséquence presque inévitable de l'exercice d'une profession dangereuse ou des conditions particulièrement insalubres dans lesquelles s'exécute le travail ; telles sont les intoxications chroniques produites par l'emploi du plomb, du mercure, du phosphore, de l'arsenic, par les gaz ou vapeurs délétères et caustiques, par le séjour habituel dans les lieux humides, par la fatigue, par le travail en plein air, au feu, au froid, dans le bruit ; telles sont encore la surdité progressive, consécutive aux travaux des mines, l'ankylostomiase, le beathand et le nystagmus des mineurs.

Ce texte range également dans la catégorie des maladies professionnelles la déformation que l'exercice de leur profession imprime au corps des ouvriers de certains métiers : callosités, durillons, bourses séreuses des mains et des genoux chez les parqueteurs, déviations des membres chez les tourneurs sur métaux, etc.

---

[14] PIRON P. et DEVOS, *Codes et lois du Congo-Belge*, éd. 1954, p.991.

**2. Liste issue de l'Arrêté Régent du 21/12/1946**[15]

Cet arrêté est pris en exécution de l'article 2 du Décret du 20 décembre 1945 sur la réparation des dommages résultant des maladies professionnelles.

Il énumère les affections d'origine professionnelle donnant lieu à réparation telle que reprise au tableau 2 figurant à la page 201.

Sans identifier de manière précise les maladies proprement dites, ce tableau se limite à énoncer les facteurs susceptibles d'être à la base des affections, laissant ainsi le champ très ouvert à l'appréciation qualificative des médecins, de pouvoir déterminer les affections précises dues à tel ou tel autre agent chimique, en termes d'intoxication.

***3. Liste fixée par* l'Ordonnance n° 149 du 16 mai 1947**[16]

L'Ordonnance n° 149 du 16 mai 1947 a été prise en application du Décret du 20 décembre 1945 relatif aux non indigènes.

Sa nomenclature est celle reprise dans le tableau 3 de la page 202.

La réglementation que reprend ce tableau soulève la question du bien-fondé de la discrimination qu'elle établit entre les maladies des indigènes et celles de non indigènes quand l'on sait que le droit à la santé et à la sécurité au travail est un des droits humains fondamentaux qui ne peut donner lieu à aucune discrimination de réglementation ni du régime juridique le régissant.

En effet, placé devant toute exposition identique, tout humain quel qu'il soit sera victime de mêmes types de conséquences sur sa santé.

---

[15] STROUVENS L. et PIRON P., *Codes et Lois du Congo Belge*, 6è éd. des codes Louwers, Léopoldville, 1948, p. 1062- 1063.

[16] STROUVENS L. et PIRON P., *Codes et Lois du Congo Belge*, 7è éd. des codes Louwers et Strouvens, Léopoldville, 1954, p. 1010.

En outre, l'article 3 de cet arrêté régent dispose que les industries, professions, travaux ou opérations dans lesquels les maladies professionnelles donnent lieu à réparation seront déterminés par le Gouverneur général.

C'est dans l'esprit de ces dispositions qu'a été prise le 16 mai 1947 l'Ordonnance n° 149/Trav. relative à la liste des industries, professions, travaux ou opérations dans lesquels les maladies professionnelles donnent lieu à réparation. - Catégories d'employés ou travailleurs assimilés, exposés à contracter une maladie professionnelle donnant droit à réparation.

Aux termes de l'article 1er de cette Ordonnance, les affections figurant à l'arrêté du Régent du 21 décembre 1946, établissant la liste des maladies professionnelles donnent lieu à réparation selon les dispositions du décret du 20 décembre 1945 organisant l'assurance en cas de maladie professionnelle, pour autant que ces affections aient été contractées dans les industries, professions, travaux ou opérations énumérés dans le tableau annexé à ladite ordonnance, par une personne comprise dans l'une des catégories d'employés ou de travailleurs assimilés mentionnées au même tableau.[17]

Il convient de relever ici que l'Ordonnance n° 149/Trav. du 16 mai 1947 a été modifiée par celle n° 23/205 du 23 juin 1949, relative à la réparation du dommage résultant des maladies professionnelles survenues aux non-indigènes.

Cette modification avait d'abord porté sur le libellé devenu « Liste déterminant les industries, professions, travaux ou opérations dans lesquels les maladies professionnelles donnent lieu à réparation » ; et elle a consisté par la suite à remplacer l'expression « Tous les

---

[17] Congo-Belge, *Bulletin administratif du Congo-Belge,* 1947, pp. 1096-1122.

employés et travailleurs assimilés » par « Tous les employés et personnes assimilées qui en raison de leur participation directe ou indirecte au travail sont soumis au risque de maladies professionnelles ».[18]

**4. Liste de l'Arrêté Régent du 16/11/1949 relatif aux maladies professionnelles donnant lieu à réparation**[19]

L'Arrêté Régent du 16/11/1949 pris en exécution de l'article 3 du Décret du 1er août 1949 est reproduit par le tableau 4 repris à la page 203.

Dans ce tableau, il est noté, outre les intoxications présentées en termes génériques, un effort dans la présentation tant sur le plan numérique que qualificatif.

L'on y trouve 12 maladies contre 9 en 1946, soit donc 3 nouvelles maladies reprises dans les positions 6, 11 et 12.

Sur le plan qualitatif, l'on note un souci de précision dans les cas des dermatoses aigues et de l'ulcération des téguments qui apparaissent pour la première fois en 1949.

Il y a lieu de mentionner qu'en vertu de l'article 3 de cet arrêté régent du 16 novembre 1949, le Gouverneur général a pris l'ordonnance n°23/157 du 12 mai 1950 relative à la liste des industries, professions, travaux ou opérations dans lesquels les maladies professionnelles donnent lieu à réparation.[20]

Cet arrêté prévoit les affections d'origine professionnelle donnant lieu à réparation et dont la nomenclature est présentée au tableau 4 qui compte 26 agents pathogènes dont 24 définis et 2 non définis ; Il relève 19 agents de nature chimique, 4 de nature physique,

---

[18] Congo-Belge, *Bulletin des arrêts,* n° 13 du 10 juillet 1949, pp. 1133-1134.

[19] STROUVENS L. et PIRON P., *Codes et Lois du Congo Belge*, 6è éd. des codes Louwers, Léopoldville, 1954, p. 1014.

[20] Congo-Belge, *Bulletin administratif du Congo-Belge,* 1950, pp. 1390-1402.

1 de nature biologique, 1 de nature environnementale et 1 non défini.

**5. Liste de l'Arrêté Régent du 04/06/1951 modifiant l'A.R. du 16/11/1949**[21]

Il est observé au tableau 5 repris dans la page 204, une évolution numérique des maladies professionnelles par rapport à 1946 ; le nombre des maladies passent de 12 à 13 de 1949 à 1951 avec une nouvelle affection affichée à la position3.

Les pneumoconioses sont décrites en terme plus général quant à leurs agents pathogènes « poussières industrielles », ce qui leur confère un large champ de définition.

Les deux tableaux 6 et 7 des pages 205 et 206 reprennent les deux ordonnances prises le 20 juillet 1951, modifiant d'une part l'annexe à l'ordonnance n° 149/Trav. du 16 mai 1947 et complétant d'autre part l'ordonnance n° 23/157 du 12 mai 1950.

Le tableau 6 compte en termes de facteurs pathogènes, l'acide cyanhydrique, les cyanures et leurs dérivés, utilisés dans l'impression des tissus et dont l'intoxication affecte tous les employés et personnes assimilées, qui en raison de leur participation directe ou indirecte au travail sont soumis au risque de maladies professionnelles.

Les tableaux 5, 6 et 7 prévoient à titre de maladie professionnelle l'intoxication par l'acide cyanhydrique, les cyanures et leurs dérivés, comme facteurs des maladies dans le secteur textile dans le cadre des opérations d'impression de tissus.

L'on observe cependant de manière comparative que ni ces agents pathogènes d'exposition, ni les maladies qu'ils génèrent dans le secteur textile n'ont été retenus dans la

---

[21] Codes et Lois du Congo Belge, 6è éd. des codes Louwers et strouvens 1954, p. 1014.

liste de 1966 actuellement en vigueur alors que la RDC a longtemps développé l'industrie textile. La motivation de cette omission n'a pas été relevée par le législateur.

### 6. Liste découlant de l'Ordonnance n° 66-370 du 30 juin 1966 à 2015

Le tableau reprenant cette liste, à ce jour en vigueur en République Démocratique du Congo, est numéroté 1 à la page 199 du présent ouvrage.

L'analyse de ce tableau renseigne ce qui suit :

-L'autorité règlementaire ajoute quatre nouvelles maladies respectivement positionnées 8 (causée par le phosphore et ses composés toxiques), 9 (causée par le béryllium et ses composés toxiques), 10 (causée par le manganèse et ses composés toxiques) et 14 (causée par le tétanos en ce qu'il ne doit pas être la conséquence d'un accident du travail).

-Elle donne plus de précisions et détails pour les pneumoconioses (poussières minérales au lieu des poussières industrielles) réduisant ainsi son champ d'application, et détermine les agents pathogènes, précisions qui viennent restreindre le domaine de tétanos et pneumoconioses alors général et plus globalisant en 1949.

-Il en va de même de l'exclusion opérée par le texte de 1966 qui omet l'intoxication par l'acide cyanhydrique et les intoxications par les amalgames de mercure, les alliages du plomb et par les hydrocarbures de la série grasse, leurs homologues ou dérivés chlorés, avec les conséquences directes de cette intoxication, toutes prévues dans le texte de 1949 tel que modifié en 1951.

En outre, en exécution de l'arrêté n° 78/004 du 23 janvier 1978 portant institution des comités d'hygiène et de sécurité dans les entreprises, il est établi en annexe à la circulaire n° DTPS/BCE/1023/1/78 du 19 décembre 1978, un tableau qui ne se limite qu'à énumérer les activités considérées insalubres et incommodes sans constituer une nouvelle liste des maladies professionnelles.[22]

Ce tableau, postérieur à la dernière liste de 1966 qui ne contient que 16 affections, n'est à quelques différences proches qu'une reproduction de celui dressé par le pouvoir colonial à travers l'Ordonnance n°41/48 du 12/02/1953 sur les établissements dangereux, insalubres et incommodes.

A ce jour, ce tableau sert de référence à l'installation préalable de la catégorie des activités classées qu'il énumère, et qui doivent donner lieu chacune à un permis d'exploitation ; il ne doit beaucoup plus sa raison d'être qu'à sa vocation parafiscale qu'à celle de la sécurité sociale ; la preuve est telle que ses données ne sont pas reprises dans la liste des maladies professionnelles en vigueur.

Il suffit pour s'en convaincre de considérer qu'il prévoit la filature de coton avec pour danger la poussière et le bruit ; l'impression sur tissus en général avec pour danger les maladies professionnelles ; les bouteilleries avec pour dangers les poussières, les bruits, les émanations insalubres et nuisibles et danger d'intoxication, sans pouvoir donner ni énoncer dans toutes ces occurrences, les agents pathogènes, ni dire en quoi consiste le risque, moins encore le niveau où se situe le danger.

Néanmoins, ce tableau conforte l'étude en ce qu'il confirme la démarche tendant à soutenir l'existence dans les industries brassicoles et textiles, des pathologies nouvelles qui n'ont pas été retenues par le législateur de 1966 et qui se doivent d'être intégrées dans la nouvelle

[22] ACOSYS, *Droit du travail zaïrois : recueil d'actes législatifs et réglementaires portant mesures d'exécution du Code du travail zaïrois*, Acosys, Avril 1993, pp. II.77-II.84.

liste que l'étude veut progressive pour ainsi garantir au personnel concerné une couverture de sécurité sociale.

### *B. Synthèse comparative des listes des maladies professionnelles de 1946 à 2015*

Toutes les listes des maladies professionnelles pré-examinées, sont compilées de manière symbiotique dans le tableau 8 de la page 207, qui permet de les comparer simultanément au regard de différentes périodes afin de déceler les maladies retenues par rapport à celles qui ont été exclues au fil du temps.

La comparaison faite dans ce tableau permet de conclure que si le pouvoir colonial avait pour souci de revoir régulièrement la liste des maladies professionnelles compte tenu de l'évolution et du progrès scientifique (soit 4 révisions en 5ans de 1946-1951) ; le pouvoir du Congo indépendant, quant à lui, après avoir reproduit la liste héritée du pouvoir colonial et qu'il a, du reste, restreinte, l'a gardée intacte pendant plus de 64 ans depuis 1951 ; alors que la Belgique, puissance coloniale, a elle-même, beaucoup évolué en la matière depuis, avec plus de 118 tableaux des maladies professionnelles.[23]

L'on y note également que depuis 1945, le pouvoir public a, dans l'ensemble, réglementé 30 maladies professionnelles sur lesquelles le pouvoir du Congo indépendant n'a retenu depuis 1966 jusqu'ores que 16, plus de 49 ans depuis.

Cette lecture permet de ressortir la restriction imposée en cette matière dans la détermination de la liste des maladies professionnelles à travers une liste qui est, au demeurant, limitative et donc fermée. Cela tend à

---

[23] Gouvernement Fédéral Belge, liste des maladies professionnelles mise à jour en 2008, *disponible sur www.atousante.com/maladies_profesionnelles/liste_des tableaux de maladies_professionnelles*, visité le 15/10/2009.

précariser la situation des travailleurs congolais exposés aux divers risques en milieu professionnel dans un monde de travail en perpétuelle mutation.

### C. Regard sur l'Ordonnance n°41/48 du 12/02/1953 relative aux établissements dangereux, insalubres et incommodes : déficit de règlementation

L'Ordonnance n°41/48 du 12/02/1953 sur les établissements dangereux, insalubres et incommodes avec particulièrement ses annexes, présentent la désignation de l'industrie ou de l'établissement, la nature des inconvénients et le service à consulter.

Cette ordonnance a été prise en vertu du Décret du 06/08/1922 autorisant le Gouverneur général à prendre des règlements obligatoires de police et d'administration générale, et en vertu du Décret du 21/03/1950 sur l'hygiène et la sécurité du travail, lequel prescrit dans son article premier les mesures propres à assurer la sécurité technique et la salubrité sur les lieux du travail, de manière à sauvegarder la santé de toute personne, partie au contrat d'emploi, de travail…,

Cependant, l'on ne comprend pas pourquoi le pouvoir de 1966 n'a pas voulu tenir compte de cette Ordonnance n°41/48 du 12/02/1953 dans la détermination de la liste des maladies professionnelles alors qu'elle décelait déjà quelques risques relatifs à certains agents pathogènes et certaines industries telles le textile et les brasseries.[24]

En ce qui concerne les brasseries, cette ordonnance indiquait déjà en termes de nature des inconvénients d'une telle industrie à soumettre aux services d'hygiène et du travail, les vapeurs, la fumée, les odeurs et le bruit.

---

[24] Voir Ordonnance N° 41/48 du 12 février 1953 relative aux Etablissements dangereux, insalubres ou incommodes, *in Codes et Lois du Congo Belge*, II, 1954, pp. 1317,1319-1320.

Quant aux activités industrielles textiles, elle a notamment relevé d'une part relevé les odeurs, les buées, bruit, trépidations, danger d'incendie pour ce qui est de la filature de coton et d'autre part les odeurs, vapeurs, liquides acides ou salins, danger d'incendie et de maladies professionnelles pour ce qui est de l'impression sur tissus en général.

Il sied de souligner que cette réglementation était limitée par les connaissances scientifiques de l'époque quant à la découverte de la nocivité et la toxicité de certains produits. Or le fait que cette ordonnance continue à recevoir application jusqu'ores, rend perplexe le scientifique qui, en comparant ses prévisions avec la liste de 1966, constate qu'aucune maladie professionnelle n'est à ce jour prévue pour ce qui est des activités de la filature textile en coton ni de l'impression sur tissu.

Faisons cependant observer en passant que par la circulaire DTPS/BCE/1023/1/78 du 19 décembre 1978 adressée à l'Inspecteur Général du Travail, aux Inspecteurs Principaux et Inspecteurs et Contrôleurs du Travail, le Ministre du Travail de l'époque a dû tout simplement reproduire l'annexe à l'ordonnance n°41/48 du 12/02/1953 sur les établissements dangereux, insalubres et incommodes en termes de types d'établissements dont l'exploitation ou l'effectif peut être une cause de danger, d'insalubrité ou d'incommodité.

Cet inventaire peu encourageant des listes de maladies professionnelles permet à l'étude de chercher à en décrypter les critères en Droit Congolais.

### II.1.3. Critères des maladies professionnelles en droit congolais

Pour être reconnue professionnelle et générer en faveur de la victime le bénéfice du régime correspondant de la sécurité sociale, la maladie doit répondre aux caractéristiques suivantes :

- Être prévue dans la liste limitative ;
- Être la conséquence de l'exposition habituelle du travailleur au risque avéré prévu dans la même liste ;
- Être de nature à provoquer une incapacité permanente ou temporaire totale ou partielle.
- De son côté, la victime devra, pour prétendre à l'indemnisation, prouver qu'elle :
- tombe dans le champ d'application du règlement des maladies professionnelles ;
- est victime d'une maladie consécutive à l'exercice habituel de la profession telle que reprise dans la liste des maladies professionnelles ;
- a été exposée par son travail habituel au risque professionnel connu et non accidentel ou fortuit de cette maladie durant toute la période ou une partie de la période où elle tombe sous le coup de l'application du règlement.

Soulignons que si ces critères qui sont ceux de la liste, ne sont pas en eux-mêmes mauvais, ils n'ont cependant pour effet que de limiter la couverture de la sécurité sociale aux seules maladies reprises dans la liste préalablement définie abandonnant ainsi à son triste sort toute victime d'une maladie d'origine professionnelle non reprise sur la liste.

Cela crée une situation d'injustice ou de fracture sociale dont il convient de reconstituer l'équilibre par une réforme de la loi en la matière, réforme qui se veut bien conçue et bénéficiant des dividendes de la médecine préventive du travail qui se doit d'être bien organisée afin d'offrir au travailleur congolais un environnement sain protecteur de sa santé et garant de sa sécurité au travail.

## II.2. La prévention des maladies professionnelles

La réforme envisagée de la sécurité sociale portant sur la dimension « maladies professionnelles » est intrinsèque à la notion de la médecine du travail dont l'appréhension du contenu est l'étape initiale d'une démarche qui conduit à son exacte perception tant en droit congolais qu'au regard de la législation étrangère.

Il convient d'aborder la question de la prévention sous les projecteurs de la médecine préventive du travail (II.2.1), de la part de l'Inspecteur du travail dans la prévention (II.2.2) et de la perception de l'Organisation Mondiale de la Santé (II.2.3).

### II.2.1. Médecine préventive du travail

La médecine du travail sera considérée dans son fondement juridique aussi bien en droit congolais qu'en droit français (A), puis au regard des rôles du médecin du travail (B) selon les droits de ces différents pays.

#### *A. Fondement juridique*

**1. En Droit congolais**

La notion de la médecine du travail en droit congolais vient des articles 38 et 161 de la loi n° 015/2002 du 16 octobre 2002 portant Code du travail.

Le premier prévoit la délivrance par le médecin du travail du certificat médical constatant l'aptitude au travail et le second impose que les services de santé au travail soient assurés par *un médecin du travail*.

Ces deux dispositions, sans définir ce qu'il faut entendre par *« médecin du travail »*, se contentent de préciser son rôle.

L'article 162 sus-indiqué précise que c'est un arrêté du Ministre ayant le Travail et la Prévoyance Sociale dans ses attributions, pris après avis du Conseil National du travail, qui devra déterminer et fixer les modalités d'exécution de la médecine du travail.

En attendant que le nouvel arrêté ministériel vienne réglementer dans les détails la matière, il convient de se référer à l'A.D. n° 01/76 du 21 janvier 1976 relatif au service médical ou sanitaire d'entreprise, qui assure encore les mesures d'application de cette disposition légale jusqu'à son abrogation.

Cet arrêté qui applique les dispositions de l'article 144 de l'ancien code du travail, se réfère à l'organisation du service médical d'entreprise, soit de manière autonome (articles 2-4), soit par le recours au service médical interentreprises (article 12), soit par le recours à la formation médicale étrangère à l'entreprise (article 13).

Dans tous ces cas, selon que l'effectif de sa main d'œuvre se situe entre 100 à 499 ou entre 500 à 999 travailleurs dans un rayon de 50 km autour de son siège d'exploitation, l'employeur est tenu d'organiser un service médical de l'entreprise avec le concours d'un infirmier ou d'une infirmière engagé dans les liens du contrat de travail et sous la supervision d'un médecin ou d'une formation médicale étrangère à l'entreprise dans le premier cas, puis sous la supervision d'un médecin ou d'une formation médicale étrangère à l'entreprise lié à celle-ci par une convention dans le second cas.

Si cet effectif passe de 1.000 à 2.499 travailleurs dans un rayon de 50 km autour de son siège d'exploitation, l'employeur doit organiser un service médical de l'entreprise, sous la direction d'un médecin lié à l'entreprise par un contrat de travail, et qui assure le service personnellement et de manière permanente.

Le nombre de médecins est porté à deux lorsque l'entreprise compte de 2.500 à 5.000 travailleurs. Pour chaque tranche supplémentaire de 2.000 travailleurs dans un rayon de 100 kilomètres, l'employeur doit engager un médecin à temps plein. (Art.5)

Comme on peut le remarquer à travers toutes ces hypothèses, le service médical est tenu par un médecin qui n'est pas le médecin du travail.

Ce même arrêté parle dans son article 34 des Inspecteurs médicaux de travail à qui il reconnaît le pouvoir avec les médecins régionaux, de prescrire toutes mesures qu'ils jugent nécessaires à la sauvegarde de la santé des travailleurs.

Qu'en est-il en France, pays inspirateur du système juridique congolais ?

**2. En Droit français**

La médecine du travail est, en droit français, une institution créée par les lois de sécurité sociale de 1946 et constitue le cadre légal d'exercice de cette spécialité pour les entreprises et les salariés du secteur privé.

Elle est une spécialité médicale qui concerne la prévention des atteintes à la santé des travailleurs, des accidents du travail et des maladies professionnelles.[25]

En France, le médecin du travail est un docteur en médecine qui a choisi de se spécialiser en pathologie professionnelle et hygiène industrielle. Il est titulaire d'un *diplôme d'études spéciales (DES) de médecine du travail*.

L'accès à la formation se fait par la voie du concours suivi de quatre années de formation théorique et pratique avant les six années de tronc commun.

Tout cela est complété par des formations additionnelles dans les domaines tels que l'ergonomie, l'épidémiologie, la médecine aérospatiale, la

---

[25] Wales J. *Médecine du travail*, disponible sur wikipedia.org/wiki/Médecine du travail %23 SommaireSafariHTML\Shell\Open\Command, Visité le 09/12/2010.

psychodynamique du travail, la radioprotection, la toxicologie, etc.[26]

Historiquement, les services de médecine du travail ont toujours été rattachés au ministère du travail qui en est le ministère de tutelle, et non au ministère de la santé.

### *B. Rôles du médecin du travail*

#### 1. En Droit congolais

Suivant l'article 161 du Code congolais du travail, les services de santé au travail qui doivent être assurés par *un médecin du travail* de santé ont un rôle essentiellement préventif et ont pour mission d'assurer :

- la surveillance médicale des travailleurs et la surveillance sanitaire des lieux de travail ;
- les secours immédiats et soins d'urgence aux victimes d'accident ou d'indisposition.

Il ressort de ce qui précède que la médecine du travail a pour rôle essentiel de veiller à la prévention des accidents et des maladies sur les lieux de travail. En considérant que la médecine du travail s'intéresse exclusivement à la surveillance médicale des travailleurs et la surveillance sanitaire des lieux de travail, il y a lieu de conclure à sa vocation préventive.

Elle assure la surveillance de l'état de santé des travailleurs notamment en les soumettant à des examens médicaux d'embauche (a), à des examens médicaux périodiques (b), à une surveillance médicale spéciale (c) et à des examens de reprise (d).[27]

---

[26] Wales J., *op.cit.*

[27] MUKADI BONYI, *op.cit,* p.83.

*a) Examens médicaux d'embauche*

Tout travailleur ou apprenti doit faire l'objet d'un examen médical avant l'embauche. Cet examen a pour but de déterminer s'il :

- n'est pas atteint d'une affection susceptible de mettre en péril sa santé et celle des autres travailleurs ;
- est physiquement apte au travail envisagé et dans le cas contraire, les postes de travail qui lui conviendraient le mieux.

A la suite de cette visite, le médecin délivre le certificat d'aptitude physique et établit une fiche médicale. Le certificat est valable pour un an, à moins que l'examinateur n'ait fixé une durée plus courte.

La validité du certificat ne peut dépasser six mois si le travailleur n'a pas dix-huit ans accomplis.

*b) Examens médicaux périodiques*

Tout employeur doit faire passer à ses frais une fois par an une visite médicale de contrôle à chacun de ses travailleurs.

Cette visite médicale est destinée au dépistage et à la prévention des maladies contagieuses et transmissibles.

*c) Surveillance médicale spéciale*

Les travailleurs occupés à des travaux les exposant à certains risques professionnels sont soumis à une surveillance médicale spéciale.

La liste de ces travaux est établie par arrêté ministériel qui, malheureusement traine à voir le jour.

*d) Examens médicaux de reprise*

Avant la reprise du travail, une visite médicale de reprise est obligatoire lorsque le travailleur ou l'apprenti a été victime d'un accident ou d'une maladie qui a entraîné trente jours au moins d'incapacité de travail.

La visite médicale de reprise a pour but de déterminer les rapports qui peuvent exister entre les conditions du travail auxquelles le travailleur était soumis et l'accident ou la maladie.

A cette occasion, le certificat d'aptitude physique doit être renouvelé.

Il appert de ce qui précède que les rôles préventifs de la médecine du travail visent aussi la production des statistiques fiables sur différents types de pathologie et leurs effets.

**2. En Droit français**

En France, la mission préventive du médecin du travail s'exerce à un double niveau, celui de la prévention primaire et celui de la prévention secondaire.

*a) Premier niveau de la mission du médecin du travail*

Au premier niveau, la médecine du travail évalue les dangers sur l'homme des ambiances de travail nocives (risque toxique, conditions d'éclairage, manutention de charges, gestes répétitifs, stress professionnel, etc.) ainsi que les contraintes physiques ou mentales qui s'exercent sur lui.

*b) Second niveau de la mission du médecin du travail*

Au second lieu, la prévention secondaire exercée par le médecin du travail s'effectue par la surveillance médicale des travailleurs à travers les visites médicales d'embauche, les visites périodiques, les visites de pré-reprise et de reprise après un arrêt du travail.

Les travailleurs bénéficient d'une surveillance médicale renforcée en cas d'exposition à des risques particuliers (travail sur écran, travail à la chaleur ou exposé au bruit, travail de nuit, etc.)[28].

Cette consultation systématique annuelle et lors des visites susmentionnées permettent au médecin du travail de déterminer si les travailleurs sont ou non aptes à

---

[28] Wales J. *op.cit.*

travailler auquel cas le médecin indique après consultation le type d'ouvrage convenant à chaque ouvrier ; c'est avec ces examens que le médecin du travail surveille et ou dépiste les pathologies professionnelles, étant entendu que son champ de compétence s'étend aussi à l'amélioration des conditions de travail qu'il surveille afin de déceler les risques inhérents à chaque occupation de façon à prévoir les mesures préventives nécessaires.

*c) Intérêt du rôle préventif du médecin du travail*

Le rôle exclusivement préventif du médecin du travail consiste non seulement à « éviter toute altération de la santé des travailleurs du fait de leur travail notamment en surveillant leurs conditions d'hygiène au travail, les risques de contagion et leur état de santé » (Code du travail - Article L. 4622-3), mais aussi à limiter le risque d'accident du travail.

En effet, bien qu'il ne puisse pas prescrire, il veille à ce que la santé des salariés ne se détériore pas au-delà d'un premier constat de dégradation.

De ce fait, il peut proposer au salarié une mutation de poste lorsque son âge, son état de santé ou sa résistance physique ne correspondent plus au travail exigé.

Pour remplir cette mission, les activités du médecin du travail sont réparties entre des examens médicaux et des actions en milieu de travail qui doivent représenter un tiers de son temps de travail effectif (visites d'entreprises, évaluation des risques professionnels, propositions d'aménagement de poste, etc.). Les actions de prévention mises en place par le médecin du travail peuvent concerner une situation individuelle ou revêtir un aspect collectif.

Le médecin du travail a le droit de visiter une entreprise sans prévenir, pour connaître les conditions d'hygiène et de sécurité ; il doit établir la fiche d'entreprise reprenant les risques et la tenir à jour.

L'organisation des visites médicales est de la responsabilité de l'employeur. Elles doivent avoir lieu sur le temps de travail et ne peuvent justifier de retenue sur le salaire.

Les visites médicales sont obligatoires lors de l'embauche et ensuite selon une périodicité allant de 6 mois à 2 ans selon la nature des risques professionnels auxquels le salarié est exposé.

L'employeur, le médecin du travail et le salarié peuvent demander une visite médicale à n'importe quel moment.

Le médecin du travail est le conseiller du chef d'entreprise, des salariés, des représentants du personnel, du comité d'hygiène de sécurité et des conditions de travail (CHSCT).

Ses conseils peuvent porter sur l'amélioration des conditions de vie et de travail dans l'entreprise, l'adaptation des postes, des techniques et des rythmes de travail à la physiologie du corps humain, la protection des salariés contre les nuisances, notamment les risques d'accidents du travail ou l'utilisation de produits dangereux.

*d) Médecin du travail face au secret professionnel*

Il est soumis au secret médical conformément au code pénal (article 226-13), au code de santé publique (article L.1110-4) et au code de déontologie (article 4).

Il n'est pas soumis au secret professionnel pour les accidents du travail et les maladies professionnelles.

La notion de secret médical est sérieusement malmenée dans la mesure où un médecin du travail, en transmettant, aux employeurs, un avis même justifié qui trouve sa source exclusivement dans l'état de santé de ses consultants, influe sur la carrière professionnelle de ces derniers.

*e) Organisation et financement de la médecine du travail*

En France, l'organisation et le financement de la médecine du travail sont obligatoirement assurés par les employeurs. Toute entreprise du secteur privé doit avoir accès à un médecin du travail, soit en créant son propre service de santé au travail (c'est le Service autonome, obligatoire si la taille de l'effectif des salariés atteint 2 200 salariés ou nécessite 2 134 examens médicaux annuels), soit en adhérant à une association de santé au travail (c'est alors un service interentreprises).[29]

Lorsque l'entreprise est d'une taille suffisante, elle doit organiser elle-même le suivi de la santé au travail de ses salariés. On parle alors de service autonome.

Dans ce cas, le chef d'entreprise est responsable de l'organisation et le médecin du travail est salarié de l'entreprise.

Un agrément, révisable tous les 5 ans, est délivré par le directeur régional du travail et de l'emploi, après avis du Médecin Inspecteur Régional du Travail et de la Main d'œuvre.

Selon que l'entreprise compte un ou plusieurs établissements, le service autonome est un service de santé au travail d'entreprise, un service de santé au travail d'établissement ou un service de santé au travail inter établissements d'entreprise.

La plupart d'entreprises, toutes celles qui n'ont pas la taille suffisante pour disposer de leur propre médecin du travail, accèdent à la médecine du travail par l'intermédiaire d'un service interentreprises de santé au travail.

Faisons aussi observer qu'en tant qu'institution de la police en matière du travail et de la sécurité sociale, l'Inspecteur du Travail intervient également dans la

---

[29] Wales J. *op.cit,*

prévention, le reclassement, le recyclage et l'adaptation du personnel face aux risques sociaux réalisés.

### II.2.2. La part de l'Inspecteur du travail dans la prévention

L'inspecteur du travail est appelé à apporter son concours en cas de désaccord entre l'employeur et le travailleur sur la proposition faite par le médecin du travail de reclasser à un poste déterminé un travailleur atteint d'une maladie professionnelle.

Le contrat de travail ne peut être rompu sans que l'employeur n'ait recherché à adapter le poste de travail ou à reclasser le salarié.

A l'échéance d'un mois, si le reclassement n'a pas pu être effectué et que la preuve de cette impossibilité a été apportée, l'employeur peut procéder à un licenciement.

En cas de recours contre l'avis du médecin du travail, c'est l'Inspection du travail qui est saisie par l'employeur ou le salarié.

Les indemnités versées sont conformes à ce qui est prévu dans la loi portant code du travail, la convention collective ou un accord d'entreprise plus favorable.

### II.2.3. La prévention selon l'optique de l'OMS

Dans l'optique de l'OMS, la prévention doit être tridimensionnelle ; elle s'articule en [30] :

- *prévention « primaire »* : c'est-à-dire la prévention en amont, destinée à empêcher la survenance d'accident ou de maladie.
- *prévention « secondaire »,* celle qui vise à dépister les maladies professionnelles avant que n'apparaissent des signes cliniques.

[30]Wales J., *op.cit.*

Il ne s'agit plus d'empêcher la survenance d'accident ou de maladie, mais de pratiquer des soins « précoces » en espérant que les dégâts seront réversibles, les connaissances issues de cette « prévention » aidant à mettre en place la prévention primaire pour l'avenir.

- *La prévention « tertiaire »*, laquelle consiste à soigner des problèmes de santé déjà bien identifiés (conséquences d'accidents ou de maladies) et d'utiliser les connaissances acquises de ces soins pour améliorer le dépistage.

Il convient de faire observer, au terme du développement consacré dans ce deuxième chapitre, l'attitude velléitaire et le caractère aboulique du pouvoir public congolais indépendant, quant au degré de son interventionnisme dans la fixation des listes de maladies professionnelles. Non seulement il a laissé nombre de pathologies sans régime juridique capable d'assurer au personnel employé une protection adéquate au regard des risques réellement encourus dans l'environnement professionnel, mais il n'a pas non plus tenu compte de l'évolution scientifique, des découvertes épidémiologiques ni de l'accroissement des risques en milieu professionnel. Cette résistance réfractaire fait que tous les cas non règlementés tombent dans la large définition ou le vaste domaine de maladies à caractère professionnel, d'origine professionnelle ou en relation avec le travail, dont il convient d'analyser le régime juridique applicable aux victimes.

# Chapitre trois
# Régime juridique applicable aux victimes des maladies a caractère professionnel

A travers ce chapitre, les préoccupations de l'étude se focalisent sur le système de prise en charge des maladies à caractère professionnel en droit congolais s'il en existe (III.1) et sur le régime applicable aux victimes des maladies à caractère professionnel en droit belge et français (III.2).

Cette analyse, associée à l'approche comparative, va dégager implicitement la lacune du système congolais et l'intérêt qu'il y a de la combler par un régime adéquat qui justifierait, dans le cadre de la réforme technique, l'intégration de ces maladies dans la liste existante en faveur d'une sécurité sociale équitable.

## III.1. Système de prise en charge des maladies à caractère professionnel

Il importe de chercher de solutions au système de prise en charge des maladies à caractère professionnel en droit congolais de sécurité sociale ou dans les dispositions de droit commun que regorge le droit du travail sinon au regard de sources professionnelles internes aux entreprises.

### III. 1.1. Au regard du Droit congolais

#### *A. Maladies à caractère professionnel face à la réglementation régissant la sécurité sociale congolaise*

Les dispositions du Décret-loi du 29 juin 1961 organique de la sécurité sociale en République Démocratique du Congo, régissant la branche des « *risques professionnels* », ne prévoient aucune prestation en cas de dommage survenu à un travailleur du fait d'une maladie à caractère professionnel.

Ce vide juridique provient du fait que le système congolais ne reconnaît pas ce type de maladies, de sorte qu'une personne qui en est victime peut, dans une certaine mesure, recourir à la branche *« Pensions »* de sécurité sociale régissant *la* sous branche *« invalidité »*, conformément aux dispositions de l'article 40 du décret-loi organique de l'INSS du 29 juin 1961 qui dispose :

« L'assuré qui devient invalide avant d'atteindre l'âge d'admission au bénéfice d'une pension de retraite, a droit à une pension d'invalidité s'il justifie d'au moins 36 mois d'assurance ou de périodes assimilées au cours des 20 derniers trimestres civils précédant immédiatement celui au cours duquel il est devenu invalide soit 3 ans d'assurance au cours de 5 dernières années.

Au cas où l'invalidité est due à un accident, le droit à la pension est, nonobstant les périodes d'assurance ou assimilées, reconnu à la victime à condition qu'elle ait occupé un emploi assujetti à l'assurance à la date de la maladie et qu'elle ait été affiliée à l'Institut avant cette date. »

Il convient de relever ici que ce décret-loi adopte une conception mixte de l'invalidité, qui se réfère tant aux critères de l'incapacité physique qu'à ceux de l'incapacité professionnelle.[31]

Cela ressort du deuxième paragraphe de l'article 40 lorsqu'il précise que « est considéré comme invalide le travailleur qui, par suite de maladie ou d'accident, subit une diminution permanente de ses capacités physiques ou mentales le rendant inapte à gagner un tiers de sa rémunération qu'un travailleur ayant la même formation peut se procurer par son travail ».

L'état d'invalidité doit donc être apprécié en tenant compte de la capacité générale du travailleur et de la profession exercée par celui-ci ; il doit trouver son origine dans *une maladie non professionnelle*, c'est-à-dire de droit commun.

Il n'est donc pas exigé une relation de cause à effet entre l'invalidité et l'exercice de la profession ; la maladie peut être contractée en dehors de prestations accomplies au service de l'employeur.

Mais cela doit répondre aux conditions d'octroi des prestations, à savoir la certification du médecin désigné ou agréé (1), les cotisations (2) et l'âge (3).

**1. Constat médical**

Si l'article 40, 4° du D.L. du 29 juin 1961 impose que l'état d'invalidité soit certifié par un médecin désigné ou agréé par l'INSS, le droit aux prestations par contre ne s'ouvre, non pas à la date du constat de l'état d'invalidité, mais à celle de consolidation de la lésion ou de stabilisation de l'état de l'assuré si celle-ci intervient avant l'expiration du délai de six mois, ou à l'expiration de ce délai si le médecin prévoit que l'incapacité durera encore six autres mois au moins (art. 30, 3° D.L. du 29 juin 1961).

---

[31] MUKADI BONYI, *op.cit,* p.94.

**2. Cotisations**

L'assuré doit justifier d'au moins 36 mois d'assurance ou de périodes assimilées au cours de 20 derniers trimestres civils précédant immédiatement celui au cours duquel il est devenu invalide. (D.L. du 29 juin 1961, art. 40, 1°).

Cette condition tend à protéger l'INSS contre les abus et les spéculations.

Toutefois, cette condition est supprimée en faveur des invalides victimes d'accidents, auxquels le droit aux prestations est, nonobstant les périodes d'assurances ou assimilées, reconnu à condition d'occuper un emploi assujetti à l'assurance à la date de l'accident et d'être affiliés à l'INSS avant cette dernière date (D.L. du 29 juin 1961, art. 40, 1°).

L'exposé des motifs explique cette dérogation par le fait qu'au point de vue social, il est difficile de justifier la différence de traitement selon que l'accident ayant causé l'invalidité est intervenu à l'intérieur ou l'extérieur du lieu de travail.[32]

Cette disposition offre des avantages psychologiques considérables alors que les charges qui en découlent ne sont pas importantes et qu'il n'y a guère de danger réel d'abus.

En effet, il faut considérer que l'instinct de conservation s'oppose à ce qu'un travailleur provoque intentionnellement un accident sur sa personne en vue de bénéficier des prestations d'invalidité. Une telle éventualité est d'autant plus à exclure que ces prestations sont, dans l'état actuel du droit positif congolais, particulièrement dérisoires.[33]

---

[32] MUKADI BONYI, *op.cit,* p.95.

[33] *Ibidem.*

### 3. Age

En ce qui concerne ce critère, la loi précise que l'assuré ne doit pas atteindre l'âge d'admission au bénéfice d'une pension de retraite, lequel est de 65 ans pour les hommes et de 60 ans pour les femmes ; car à cet âge, l'assurance invalidité laisse place à l'assurance vieillesse et la pension d'invalidité est remplacée par une pension de retraite de même montant. (D.L. du 29 juin 1961, art. 40, 8°).

Comme on peut le remarquer, cette solution partielle et sous conditions suspensives se situe non pas dans la branche de risques professionnels où se trouvent traitées les maladies professionnelles mais dans celle des « *pensions* ».

Pour y prétendre, la victime doit répondre à certaines conditions préalables d'assurance suivant une certaine périodicité, et ne doit pas avoir l'âge prévu pour la retraite, alors que tel n'est pas le cas en matière de l'intervention de la sécurité sociale pour les maladies professionnelles reconnues par la liste, et où, la seule affiliation est déterminante.

Il appert de l'analyse qui précède que les maladies à caractère professionnel ne sont pas régies par un droit spécifique de la sécurité sociale mais qu'elles sont de nature à laisser les victimes sans solution idoines hormis celles qui peuvent découler du droit commun.

## *B. Régime tiré de la loi n° 015/2002 du 16 octobre 2002 portant Code du travail*

En l'absence d'une règlementation spécifique pouvant régir les cas de maladies à caractère professionnel, l'on recourt au régime de droit commun régissant les matières du travail.

Dans ce contexte, quatre dispositions légales peuvent être considérées ; il s'agit des articles 57, 1° ; 60 a ; 178 et 182 de la loi portant Code du travail.

L'article 57, 1° sus-indiqué considère suspensive du contrat de travail, l'incapacité de travail résultant d'une maladie ou d'un accident, de la grossesse ou de l'accouchement et de ses suites.

L'article 60a du même texte précise que dans pareil cas de suspension hormis l'hypothèse d'accident du travail ou de maladie professionnelle, l'employeur peut notifier au travailleur la résiliation du contrat assortie du paiement d'une indemnité de résiliation correspondant au préavis dû en cas de contrat à durée indéterminée.

En cas de maladie, d'accident, de grossesse ou d'accouchement, et même en cas de suspension du contrat pour une cause de force majeure, les dispositions de l'article 178 du Code du travail limitent jusqu'à la fin du contrat, les prestations de l'employeur en faveur du travailleur et de sa famille, aux soins médicaux, dentaires, chirurgicaux, aux frais pharmaceutiques et d'hospitalisation ainsi qu'aux frais de déplacement nécessaires, lorsque le travailleur ou sa famille est dans l'incapacité physique de se déplacer, etc.

L'article 182 du même texte ajoute qu'en cas d'accident ou de maladie pouvant engager la responsabilité d'un tiers, l'exercice d'une action contre celui-ci ne dispense pas l'employeur d'exécuter ses obligations.

Faut-il croire que ces dispositions peuvent soulager la victime dans son insécurité économique ? Quelles solutions lui apportent-elles en cas de perte totale de ses capacités au travail ? Ne convient-il pas d'organiser un régime adéquat de réparation ?

L'analyse de dispositions susmentionnées du code de travail démontre que les avantages prévus par le droit commun ne sont pas de nature à compenser la perte de gain subie par la victime d'une maladie à caractère professionnel, surtout lorsque consécutivement à cette maladie, elle se trouve dans une situation d'incapacité totale ou partielle permanente.

Le cas se complique davantage pour la famille, la veuve et les ayants droits en cas de décès de la victime.

Certes, il y a grave lacune qui se doit d'être examinée d'autant plus que dans l'état actuel de la législation, le sort de la victime est laissé aux soins de son employeur qui peut tout simplement se débarrasser d'elle à raison de la charge qu'elle peut représenter pour la société en ce qui concerne les frais médicaux au moment où elle n'est plus en mesure de réaliser la production qu'il attend d'elle.

Face à cette lacune législative, il convient de se référer aux sources professionnelles en vigueur dans les sociétés brassicole et textile congolaises, ayant fait l'objet d'observation et d'analyse dans le cadre de l'étude.

### III. 1.2. Au regard de sources conventionnelles ou professionnelles

Les tentatives de réponse seront d'abord faites dans le secteur brassicole (A) avant de considérer le secteur textile (B).

#### A. Le secteur brassicole

Dans le secteur brassicole congolais, c'est le cas spécifique de la BRALIMA, une société anonyme de groupe multinational Heineken, qui est considéré au regard de son importance qui n'est pas à démontrer par aux deux autres industries du pays (BRACONGO et BRASIMBA) et avec lesquelles elle a en partage la même convention collective sectorielle.

Il faut noter d'emblée qu'il n'y a aucune disposition claire dans la convention collective de la société BRALIMA qui traite des maladies à caractère professionnel qui restent inconnues.

Devant une telle lacune, il peut être fait recours en cas de maladie à caractère professionnel à l'article 63 de la convention collective du 17 novembre 2001 qui prévoit « une attention particulière de l'employeur aux cas sociaux que pourrait constituer la situation du travailleur dont la maladie se prolonge au-delà d'une durée de 8 mois », en considérant la victime comme un cas social, ce qui n'est pas forcément évident.

A la BRALIMA, il n'est fait application de l'article 60 *litera* a du Code du Travail, qui prévoit la résiliation d'un contrat de travail suspendu pendant six mois pour cause de maladies qu'après appréciation du cas par la direction avec le service médical et la délégation syndicale.

Ce mode de gestion diffère selon qu'il y a atteinte corporelle ou non.

Dans la première hypothèse, celle qui intéresse l'étude, la conduite à suivre consiste à apporter les soins urgents à la victime et à la conduire au centre médical, pendant que le Chef de département technique ouvre une enquête pour déterminer les causes probables du sinistre et pour en établir le degré de la gravité selon qu'il s'agit des incidents (lésions superficielles, écorchures, entorse, petite coupure, brûlure de premier degré), d'un accident, d'une maladie liée au travail occasionnant un repos médical ou d'un décès.

S'agissant du traitement pouvant être réservé, par assimilation, à un travailleur victime d'une maladie à caractère professionnel, il y a lieu de se référer à l'article 39 de la convention collective qui organise la situation des travailleurs réformés ou atteints d'une invalidité suite à un accident de travail ou *assimilé*, ou d'une maladie professionnelle.

Il prévoit en complément des interventions de l'INSS, *une indemnité unique et forfaitaire* accordée de la manière suivante telle qu'énoncée à l'article 38 :

a. moins de 10 ans d'ancienneté : le préavis conventionnel majoré de 5 fois la rémunération mensuelle nette sans avantages en nature ;

b. 10 à 14 ans de service : le préavis conventionnel majoré de 12 fois la dernière rémunération mensuelle nette sans avantages en nature ;

c. 15 à 20 ans de service : le préavis conventionnel majoré de 16 fois la dernière rémunération mensuelle nette sans avantages en nature ;

d. 21 à 29 ans de service : le préavis conventionnel majoré de 24 fois la rémunération mensuelle nette sans avantages en nature ;

e. 30 ans et plus de service : le préavis conventionnel majoré de 28 fois la rémunération mensuelle nette sans avantages en nature.

L'article 56 de la même convention collective, prévoit notamment en faveur des travailleurs réformés ainsi qu'aux membres de leur famille légalement à charge au moment de la cessation de travail *des soins médicaux pendant 10 mois pour autant que ceux-ci ne soient pas à charge de tiers.*

Cette disposition autant que l'article 38 précité, utilisent l'expression « *accident de travail ou assimilé et maladie professionnelle* » ; en plus, elle n'organise des soins médicaux qu'en faveur des membres de famille du personnel décédé suite à un accident de travail ou assimilé, ou d'une maladie professionnelle, excluant le cas d'invalidité.

Le terme « *assimilé* » se rapporte, dans ce texte, à l'accident du travail et non à la maladie professionnelle. Cette syntaxe révèle l'intention des initiateurs de cette convention collective de ne pas ouvrir une brèche tendant à assimiler les maladies professionnelles afin d'éviter que la situation ne devienne non gérable.

A ce niveau, l'on peut également faire observer que c'est par interprétation que l'étude arrive à trouver difficilement les avantages exceptionnels auxquels peut accéder la victime d'une maladie à caractère professionnel sans que la convention collective ne puisse prévoir clairement cette réalité qui semble être ignorée.

Cette lacune, qui part de la méconnaissance même de maladies à caractère professionnel, insécurise la masse laborieuse, alors que les entreprises sont, à travers leurs comités d'hygiène, conscientes de la nocuité exercée par certains produits auxquels sont exposés les travailleurs de manière continue dans leur environnement professionnel.

### *B. Le secteur textile*

Dans le secteur textile, seule la SOTEXKI a fait l'objet d'observation et d'analyse en sa qualité de la dernière rescapée des industries textiles cotonnières en RDC.

La convention collective du 25 juillet 1998 de la Société Textile de Kisangani ainsi que l'addendum à cette convention pour les agents de maitrises et cadres organisent certaines prestations de l'employeur en cas de maladies non professionnelles.

L'expression « ' *maladies non professionnelles* « 'semble heureuse pour les victimes de maladies à caractère professionnel en ce que celles-ci rentrent dans le contenu de l'acception « maladies non professionnelles » et dans son vaste champ matériel dans le sens de la loi.

En effet, selon les dispositions de l'article 65 §3 de la convention collective susmentionnée, en cas de maladie ou d'accident non professionnel, exception faite des risques spéciaux, le travailleur a droit à la totalité de sa rémunération pendant une période de quatre mois et aux 2/3 de salaire les deux derniers mois,[34] avant que le contrat

[34] SOTEXKI, *Convention collective d'entreprise*, 25 juillet 1998.

ne soit résilié avec préavis au terme de cette période de six mois.

L'article 58 de la même convention qui organise, par contre, la fin de carrière, prévoit que les travailleurs pensionnés ou invalides et leurs familles ainsi que les veuves non remariées et les orphelins des travailleurs décédés à la suite d'accident de travail ou de maladie au cours de la carrière, bénéficient des soins médicaux pendant un an.

L'article 66 pour sa part dispose qu'en cas de décès du travailleur suite à un accident ou à une maladie non professionnelle non expressément encourus, l'Employeur accorde aux ayants droit le préavis conventionnel auquel le défunt aurait eu droit s'il était licencié, en ce compris les arriérés et autres droits promérités par ce dernier, les congés éventuels et les salaires des jours prestés par le défunt et une *somme d'argent.*[35]

Cet article prévoit qu'à la discrétion de l'Employeur, l'Entreprise assurera à la demande de la veuve, son rapatriement ainsi que celui des enfants jusqu'à la localité d'origine.

L'article 78 de la même convention collective institue une prime d'insalubrité et de risque accordée aux travailleurs dont les fonctions journalières présentent un danger de contamination ou d'accident.

Cette prime est payée mensuellement conformément aux taux fixés selon qu'il s'agit du nettoyage des toilettes ou de la manipulation des produits chimiques, de nettoyage de plafond, de peinture de charpentes métalliques.[36]

S'agissant de l'application de ces dispositions aux agents de maitrise et cadre, l'addendum signé à leur

---

[35] *Ibidem.*

[36] SOTEXKI, *Convention op.cit.*

intention prévoit dans l'article 12 qui applique l'article 65 de la convention collective, qu'en cas de maladie ou d'accident non professionnel, exception faite des risques spéciaux, l'agent a droit à la totalité de sa rémunération pendant une période de huit mois et aux 2/3 de salaire les quatre derniers mois.[37]

Par contre, selon l'article 13 qui améliore les prestations prévues à l'article 66 de la convention collective, en cas de décès d'un agent, l'Employeur accordera *une allocation ponctuelle* à son épouse ou à ses enfants. Cette allocation laissée à son *appréciation* sera fonction de l'ancienneté et du grade de l'Agent.[38]

S'il est vrai que dans sa présentation, la convention collective de la SOTEXKI est à préférer à celle de la BRALIMA par la victime des maladies à caractère professionnel, il y a lieu de faire observer qu'en prévoyant, en des termes vagues et imprécis *(somme d'argent, une allocation ponctuelle et appréciation de l'employeur)* les avantages qu'accorde l'employeur quant à ce, la Convention de la SOTEXKI ouvre la voie à l'arbitraire car l'importance de l'intervention en termes de qualité et de volume risquera d'être tributaire des humeurs et du genre de rapport entretenu entre le décideur, personne physique et la victime ; auquel cas l'objectivité cèdera le pas à la subjectivité.

Au terme de toutes les analyses qui précèdent, il sied de considérer, grâce à l'approche comparative, le régime juridique applicable aux victimes des maladies à caractère professionnel sous d'autres cieux.

Telle comparaison souvent binaire bien qu'entre pays contrastés par rapport à leur niveau de développement

---

[37] SOTEXKI, *Addendum à la convention collective des agents de cadre et de maitrise*, 1998.

[38] *Ibidem.*

avec la RDC, est cependant homogénéisée avec pertinence lorsque l'on considère un certain nombre des facteurs dont les principaux ci-après :

-Les intrants, produits et matières premières souvent utilisés par les industries congolaises sont d'origine occidentale où leur nocuité par rapport à l'environnement, à la santé et à la sécurité au travail a été éprouvée.

-Il en va de même de machines et procédés de production qui sont identiques à ceux des industries européennes.

-Les pays européens de fabrication ont détecté tous les facteurs des risques générés par les intrants, machines et procédés de production et ont érigé en maladies professionnelles les conséquences de ces risques sur la santé des travailleurs.

- Ces différents pays autant que la RDC sont tous membres de l'OIT et sont, sous réserve de ratification, soumis aux mêmes obligations normatives.

- Face à un danger qui pèse sur l'humain, la frontière ne doit pas être observée ; qu'il s'agisse d'un occidental ou d'un congolais, la protection des droits humains doit rester une préoccupation fondamentalement universelle.

Fort de ces considérations, il devient judicieux de discuter, dans une approche comparée, le régime juridique applicable aux victimes des maladies à caractère professionnel ou d'origine professionnelle.

## III.2. Régime juridique applicable aux victimes des maladies à caractère professionnel en droit belge et français

L'analyse juridique comparée permet de se rendre compte de la nécessité de concevoir le mécanisme complémentaire de protection sociale en faveur des victimes de maladies liées au travail.

Telle comparaison permet la prise de conscience par la société d'une réalité palpable à laquelle l'on ne saurait totalement échapper mais que l'on doit prendre en compte lorsque l'on décide à travers une réglementation.

Cette comparaison tiendra compte des régimes en vigueur en Belgique (III.2.1.) et en France (III.2.2), deux pays de la conception romano-germanique dont est issu le système juridique congolais.

### III. 2. 1. Régime en vigueur en Belgique

Il convient de présenter le régime en vigueur en Belgique (A), la procédure d'indemnisation (B) et le régime de celle-ci (C).

#### *A. Présentation du régime*

En Belgique, la victime d'une maladie à caractère professionnel peut obtenir une indemnisation du Fonds pour les Maladies Professionnelles (FMP) pour des maladies qui n'apparaissent pas sur la liste au cas où elle prouvait que la maladie a trouvé son origine directe et déterminante dans l'exercice de son activité professionnelle.

#### *B. Procédure d'indemnisation*

Pour se faire indemniser, la victime doit introduire sa demande de réparation du dommage ou de réexamen du paiement auprès de ce Fonds dans les deux systèmes à l'aide d'un formulaire réglementaire prévu à cet effet, lequel comprend un volet administratif et une partie médicale. Ce formulaire doit être accompagné des pièces justificatives nécessaires, telles les attestations médicales.[39]

Aucun délai n'ayant été spécifié pour introduire la demande d'indemnisation, la victime peut donc le faire à tout moment.

Néanmoins, le législateur a soumis les demandes d'indemnisation d'incapacité temporaire de travail à une chronologie stricte ; elles doivent être introduites, soit durant la période d'incapacité temporaire de travail, soit durant la période où les symptômes de la maladie du travail sont présents.

Après réception de la demande, le FMP organise une visite médicale, sur base de quoi une décision médicale intervient. Cet avis médical constitue le fondement de la décision administrative qu'il prend endéans les huit mois de la réception de la requête.

Le Fonds a lui-même établi, pour une série d'affections, des « critères d'exposition » à l'intention de ses médecins-conseil, de sorte que la victime qui ne peut démontrer qu'elle répond à ces critères ne pourra obtenir d'indemnisation.

Cependant, lorsqu'elle peut fournir cette preuve, le lien causal entre la maladie professionnelle et l'exposition au risque professionnel (irréfutable) est présumé présent.

### *A. Régime d'indemnisation*

Les indemnisations suivantes peuvent être accordées à la victime directe ou aux survivants :[40]

*- à la victime directe d'une maladie à caractère professionnel :*

• indemnisation pour incapacité de travail temporaire, partielle ou complète ;

---

[39] Gouvernement fédéral belge, *op.cit.*

[40] Evelien de Kezel, *op.cit.*

• indemnisation pour incapacité de travail permanente, partielle ou complète ;

• indemnisation pour éloignement temporaire ou définitif du milieu nocif ;

• indemnisation pour les frais de maladie définitivement à charge du patient (la part non remboursée par la mutuelle).

*-aux survivants de la victime d'une maladie à caractère professionnel :*

• indemnisation pour les frais d'enterrement,

• indemnisation pour les frais de transfert du corps du défunt, rente de vie (à l'épouse sa vie durant, aux enfants jusqu'à ce qu'ils soient en état de subvenir à leurs propres besoins).

### III. 2. 2. Régime en vigueur en France

Il sera d'abord présenté le système en vigueur en France (A), ensuite considéré la prise en charge par le CRRMP (B) et enfin mention sera faite de l'intérêt du CRRMP (C).

#### *A. Présentation du système*

Par la loi n° 93-121 du 27 janvier 1993, il a été mis en place en France, le Comité Régional de Reconnaissance des Maladies Professionnelles (CRRMP), un système complémentaire qui est basé non pas sur le principe de présomption d'origine mais sur celui de la recherche du lien de causalité.

Le CRRMP peut être saisi lorsque la reconnaissance en MPI, selon la procédure habituelle n'est pas possible.

### *B. Prise en charge par le CRRMP*

Ce système permet aux salariés de bénéficier d'une prise en charge au titre des maladies professionnelles indemnisables (MPI) après avis d'un CRRMP dans 2 cas :

- lorsque la maladie est inscrite dans un tableau de MPI mais qu'une ou plusieurs conditions requises telles, le délai de prise en charge, la durée d'exposition, la liste limitative des travaux, ne sont pas remplies, et qu'il est établi que cette maladie est directement causée par le travail habituel de la victime.
- lorsque la maladie n'est pas désignée dans un tableau mais qu'il est établi qu'elle est directement et essentiellement causée par le travail habituel de la victime, et quelle entraîne le décès ou une incapacité permanente partielle (IPP) estimée à un taux au moins égal à 25 % ou encore une incapacité permanente définitive de 66,66%, selon le 3ème alinéa de l'article L-461.1 du Code de la sécurité sociale français.

Ce comité a pour vocation d'émettre un avis motivé sur le lien de causalité entre une maladie ne relevant pas stricto sensu des tableaux de MPI et le travail de la victime qui en revendique la reconnaissance professionnelle.

Cet avis ne peut être rendu que si la maladie est caractérisée, que si les modalités d'exposition sont précisées et que les éventuels éléments étiologiques extraprofessionnels sont évalués.

### *C. Intérêt d'intervention du CRRMP*

En France, si le nombre de déclarations de MCP attire l'attention de la vigilance industrielle sur un même facteur, une enquête approfondie doit être initiée, de sorte que lors de la modification des tableaux de MPI, les situations ayant fait l'objet d'une déclaration de MCP puissent être retenues pour une prise en charge dans le régime MPI.[41]

Le CRRMP est composé du médecin conseil régional du régime de sécurité sociale concerné, d'un médecin inspecteur régional du travail et d'un professeur d'université praticien hospitalier ou d'un praticien hospitalier « particulièrement qualifié en matière de pathologie professionnelle » et ses suppléants.[42]

C'est dans le cadre de cette deuxième rubrique qu'une dépression attribuée au travail et ayant entrainé le suicide de la victime a pu être déclarée comme maladie professionnelle.

Le CRRMP peut être saisi soit directement par la victime, soit par la caisse primaire d'assurance maladie ou par la caisse de mutualité sociale agricole.

Il ressort de la comparaison faite dans ce chapitre, l'absence d'une véritable protection sociale légale consacrée en faveur des victimes des maladies à caractère professionnel dans le système spécifique congolais de sécurité sociale, qui est un système de liste exhaustive.

La Belgique et la France cependant, ont dans leur réglementation, prévu des mécanismes complémentaires à la rescousse des victimes de maladies à caractère professionnel sans préjudice du régime interne à chaque entreprise du secteur, au regard de sa convention collective, accordant à ces victimes des avantages exorbitants du commun. C'est le cas du Fonds pour les maladies professionnelles en Belgique et du Comité Régional de Reconnaissance des Maladies Professionnelles en France.

En effet, outre que les sources professionnelles analysées en RDC, prévoient des mécanismes qui

[41] Université médicale de Rennes, *op.cit*, pp. 4-5.
[42]DE GAUDEMARIS R.,*op.cit.*

n'apportent pas véritables soulagements aux victimes de MCP comme le ferait la législation à travers la couverture sociale correspondante, les solutions qu'elles préconisent sont abandonnées à l'entière et discrétionnaire appréciation de l'employeur, sans être clairement déterminées dans leur valeur et importance, ouvrant ainsi la porte à la subjectivité.

Le recours au droit commun ne permet pas non plus, en RDC, de fournir une réponse satisfaisante aux victimes des maladies à caractère professionnel car, la pension d'invalidité est soumise à certaines conditions gouvernant la branche « pension » et non celle de « risques professionnels » à laquelle devraient naturellement appartenir les maladies à caractère professionnel, outre que les prestations ne sont pas les mêmes.

Cette grave lacune de régime juridique applicable aux victimes de maladies à caractère professionnel en RDC impose que le système congolais de la sécurité sociale soit revisité de manière à sécuriser dans leur vie, les employés, victimes de ce type des maladies.

Le chapitre quatrième suivant entend considérer comment les normes de l'OIT peuvent-elles impacter la réforme technique de la sécurité sociale en RDC de manière à régir les maladies à caractère professionnel.

# Chapitre quatre
# Analyse juridique des normes de l'OIT et effets sur la réforme de la liste congolaise des maladies professionnelles

Le présent chapitre cherche à capitaliser les normes de l'OIT et à déterminer la manière dont les obligations qui découlent de leur juridicité peuvent déteindre sur la RDC en sa qualité d'Etat-membre afin de procéder à la réforme technique de sa liste des maladies professionnelles.

Sous quatre sections distinctes, quatre questions particulières vont recevoir une bonne part d'analyse dans ce chapitre.

La première section ayant pour titre « *le BIT et la liste des maladies professionnelles* » retrace la fonction normative de cette institution qui est comme étalon pour les Etats-membres.

La deuxième met l'accent sur la valeur juridique de la liste de BIT en relevant les caractéristiques de ladite liste.

La troisième intitulée « Obligations de la République Démocratique du Congo comme Etat-membre » permet de considérer d'une part, les obligations issues de la Constitution de l'OIT et d'autre part, les implications des recommandations internationales.

Dans la quatrième section, l'étude examine les mécanismes de mise en œuvre et de garantie d'application des normes issues des conventions et recommandations internationales, en faisant notamment mention des observations de la Commission d'Experts de la Conférence Internationale du Travail à la RDC, tout en émettant un avis critique sur ces mécanismes.

Ces considérations conduisent aux constats ci-après :

- l'impuissance répressive relative du système juridique international ;
- la publication des résultats d'enquête comme sanction « *'sui generis »'* ;
- la gouvernance par les modèles non coercitifs de mise en œuvre des normes internationales ;
- l'appréciation de l'approche des sanctions économiques comme garantie de mise en œuvre des normes sociales internationales et ;
- la « *soft law* » comme mode de régulation en droit international de la sécurité sociale.

## IV.1. Le BIT et la liste des maladies professionnelles

Cette section se propose de donner la nature du droit protégé à travers la publication de la liste des maladies professionnelles (IV.1.1), retrace les grandes lignes de la nouvelle liste des maladies adoptée par le BIT (IV.1.2) et circonscrit le rôle de celui-ci en la matière (IV.1.3).

### IV.1.1. Nature du droit protégé à travers la publication de la liste des maladies professionnelles

La nouvelle nomenclature du BIT sur les agents pathogènes et les affections auxquelles ils donnent lieu, touche au droit à la sécurité et à la santé au travail en tant que droit humain fondamental pour autant qu'elle tend à garantir à tous un milieu décent et salubre au travail.

Pour l'OIT, ce droit humain fondamental mérite une protection spéciale et une attention privilégiée de la part des Etats.

Cela ressort notamment de la Déclaration de Séoul sur la sécurité et la santé au travail, déclaration adoptée en 2008 lors du sommet qui s'est tenu à l'occasion du XVIII Congrès mondial sur la question.

Cette déclaration réaffirme le principe selon lequel le droit à un milieu de travail sûr et salubre devrait être reconnu en tant que droit humain fondamental, principe qui s'applique naturellement à la garantie d'une protection contre les risques à la fois émergents et bien établis, liés à la sécurité et la santé au travail (SST).[43]

L'engagement pris à l'unanimité lors de ces assises par les représentants de haut niveau venus du monde entier, celui d'assurer la sauvegarde de ce droit humain fondamental par la mise en œuvre de la Déclaration, conforte cette nature du droit protégé par une large couverture de sécurité sociale.[44]

C'est ce qui explique, au demeurant, le fait que lors de sa réunion du 25 mars 2010, dans une approche novatrice, le Conseil d'administration de l'OIT, soucieux d'améliorer le sort du travailleur au regard des risques émergents et nouveaux, a approuvé une nouvelle liste de maladies professionnelles qui actualise et remplace celle qui figure en annexe à la recommandation n° 194 adoptée en 2002, relative à la liste des maladies professionnelles, à

---

[43] B.IT., *Risques émergents et nouvelles formes de prévention dans un monde du travail en mutation,* Bureau international du travail, Genève, avril 2010, p.15.

[44] *Ibidem.*

l'enregistrement et à la déclaration des accidents du travail et des maladies professionnelles.[45]

### IV.1.2. Grandes lignes de la nouvelle liste des maladies professionnelles adoptée par le BIT le 25/03/2010

La liste BIT révisée comprend une série de maladies professionnelles reconnues au plan international, des pathologies causées par des agents chimiques, physiques et biologiques, des troubles respiratoires, dermatologiques et musculo-squelettiques et des cancers professionnels.

Elle comprend aussi, pour la première fois, une section sur les troubles mentaux et du comportement.[46]

Cette liste est présentée en fonction de la nature des agents à la base de différentes pathologies.[47]

La nouvelle nomenclature des maladies professionnelles règlementées par l'OIT vise l'atteinte d'un grand nombre possible des causes de pathologies de manière à organiser la prévention et à assurer au personnel employé une couverture adéquate de la sécurité sociale.

---

[45] OIT, *Liste révisée des maladies professionnelles*, disponible sur www.ilo.org/safework/whatsnew/langen/contLangfr/WCMS_125005/index.htm, visité le 04/09/2010.

[46] OIT, Une réunion du BIT adopte une liste révisée des maladies professionnelles, *disponible sur* www.ilo.org/About_the_ILO/Media_and_public_information/Press_releases/lang--fr/WCMS_116474/index.htm, visité le 04/09/2010.

[47] OIT, Une réunion du BIT adopte une liste révisée des maladies professionnelles, *disponible sur* www.ilo.org/About_the_ILO/Media_and_public_information/Press_releases/lang--fr/WCMS_116474/index.htm, visité le 04/09/2010.

### IV.1.3. Rôle du B.I.T.

Dans l'exercice de sa mission en matière de sécurité et de santé au travail, le B.I.T. fournit un appui et des conseils techniques appropriés en faveur des programmes mis en œuvre par les pays membres pour la promotion du travail décent, en mettant l'accent particulier sur les grandes priorités nationales et en renforçant les capacités internes, notamment en ce qui concerne les secteurs dangereux comme le bâtiment, les mines et l'agriculture et pour des catégories spécifiques de travailleurs.[48]

Grâce à ces efforts, il encourage une approche multidisciplinaire intégrée de la sécurité et la santé au travail (SST) en prenant en compte le bien-être physique, mental et social des femmes et des hommes au travail, dans tous les secteurs économiques et dans l'économie informelle.

Cette approche globale est d'une importance centrale dans la recherche de garantie d'un développement économique et social durable, eu égard aux risques nouveaux et émergents liés à la sécurité et à la santé au travail dans une économie mondiale en mutation.[49]

Il convient alors de s'interroger sur les caractéristiques et la valeur juridique d'une telle liste des maladies professionnelles publiée par le Conseil d'Administration de l'OIT.

---

[48] BIT, *op.cit*, p.17.
[49] *Ibidem.*

## IV.2. Valeur juridique de la liste de BIT

### IV. 2.1. Caractéristiques de la liste du BIT

La nouvelle liste de maladies professionnelles est le résultat des progrès scientifiques réalisés au niveau international dans la découverte des maladies.

Elle reflète l'état actuel des connaissances dans l'identification, la reconnaissance et l'indemnisation des maladies professionnelles ; elle détermine les statistiques sur terrain de maladies par société et secteur à base de fréquence. Elle est plus intéressante d'autant plus qu'elle donne une vue prospective sur les risques émergents.[50]

### IV.2.2. Juridicité de la liste de BIT

Cette liste, tout comme les normes de l'OIT sur la sécurité et la santé au travail (SST), constitue *un cadre commun* à tous les Etats membres auxquels elle vient en aide pour la prévention, l'enregistrement, la déclaration et, le cas échéant, l'indemnisation des maladies causées par le travail.[51]

Les Etats utilisent ces normes internationales du travail relatives à la sécurité et la santé au travail (SST) comme *instruments de référence* pour l'élaboration et le renforcement de leurs systèmes, réglementations et pratiques nationaux en la matière.

Ces normes fournissent également des orientations pour traiter des risques émergents, du fait qu'elles prévoient une certaine souplesse dans leur application progressive,

---

[50] OIT, *op.cit.*

[51] OIT, *Les Maladies professionnelles : une nouvelle liste adoptée en 2010 par l'OIT disponible sur* www.praxispro.fr/gestion-prevention/a/maladies-professionnelles-oit-nouvelle-liste-2010/11416/, visité le 04/06/2010.

prenant en considération les ressources humaines, technologiques et économiques existantes.

C'est ce qui a d'ailleurs été confirmé par la récente étude d'ensemble, relative à la convention n° 155 sur la sécurité et la santé des travailleurs.[52]

La plupart des Etats-membres de l'OIT se sont engagés chacun à mettre en œuvre les programmes de promotion du travail décent, dont beaucoup soulignent la nécessité d'améliorer la sécurité et la santé au travail (SST) pour tous les travailleurs ; ces programmes sont assortis de grandes priorités nationales.

Il convient de souligner que la liste de BIT n'entraîne pas immédiatement, la reconnaissance de nouvelles maladies professionnelles, car pour être reconnue et indemnisée comme maladie professionnelle, une maladie doit répondre à une définition médico-légale contenue dans un tableau national.

### IV.2.3. Effets de cette liste sur les Etats-membres

La publication de cette liste répond à plusieurs fonctions à l'égard des Etats-membres ayant ou non ratifié la convention.

Elle permet de (d') :

- élargir les mesures préventives pour réglementer l'usage de substances néfastes et faciliter la surveillance de la santé des travailleurs ;
- promouvoir l'inclusion dans des listes nationales de tout un éventail de maladies professionnelles reconnues internationalement ;
- harmoniser l'élaboration de politiques sur les maladies professionnelles et la promotion de la prévention de ces maladies ;

[52] BIT, *op.cit,* p.17.

- et servir d'exemple aux pays qui établissent ou révisent leur liste nationale.

Ces orientations d'ordre général doivent s'appliquer théoriquement à la République Démocratique du Congo qui se trouve également liée par des obligations spécifiques pour avoir ratifié le 5 septembre 1967, la convention n°121 de l'OIT de 1964 sur les prestations en cas d'accidents du travail et de maladies professionnelles ainsi que les recommandations y consécutives.

Il est judicieux de rechercher à travers les textes susmentionnés, la teneur des obligations que la publication de cette liste peut créer dans le chef de la République Démocratique du Congo, en tant que pays-membre de l'OIT.

## IV.3. Obligations de la République Démocratique du Congo comme Etat-membre

Cette section relève les obligations et l'attitude de la République Démocratique du Congo en sa qualité de l'Etat-membre, face à la nouvelle liste des maladies professionnelles surtout quand l'on sait que la réglementation congolaise en la matière n'a pas été proportionnelle à l'évolution observée tant du point de vue normatif que de la prévention.

Elle s'appuie sur les obligations des Etats-membres de l'OIT telles que définies par les articles 19 et 22 de la Constitution de cette organisation, obligations qui diffèrent selon qu'elles découlent d'une Convention ou d'une Recommandation internationale issue de cette institution.

### IV.3.1. Les obligations issues d'une convention internationale

Quatre obligations s'imposent aux Etats-membres. Il s'agit de l'obligation de ratifier et celle d'internaliser la convention dans le cadre de sa mise en œuvre (A), de l'obligation d'information (B), de l'obligation de communication de la ratification formelle (C) et de l'obligation de rapport en cas de non ratification (D).

#### *A. Obligation de ratifier et celle d'internaliser la convention dans le cadre de sa mise en œuvre.*[53]

Les obligations de ratifier et d'internaliser la convention astreignent chacun des membres à soumettre, dans le délai d'un an à partir de la clôture de la session de la Conférence (sinon, dès que possible, en cas de circonstances exceptionnelles, mais sans dépasser dix-huit mois de la clôture de la session de la Conférence), la convention à l'autorité ou aux autorités dans la compétence desquelles rentre la matière, en vue de la transformer en loi ou de prendre des mesures d'un autre ordre.

#### *A. Obligation d'information*

L'obligation d'information est le corollaire de la précédente ; elle consiste pour les membres d'informer le Directeur général du BIT, des mesures prises pour soumettre la convention à l'autorité ou aux autorités compétentes, en lui communiquant tous renseignements sur ces dernières et sur leurs décisions.

[53] Article 19 alinéa 5 de la Constitution de l'OIT *déjà citée.*

### *B. Obligation de communication de la ratification formelle*

Le membre ayant obtenu le consentement de l'autorité ou des autorités compétentes *est tenu de communiquer sa ratification formelle de la convention au Directeur général et prendra telles mesures qui seront nécessaires pour rendre effectives les dispositions de ladite convention.*

### *C. Obligation de rapport en cas de non ratification*

Le membre n'est soumis à aucune autre obligation, sauf celle de faire rapport au Directeur général du BIT, à des périodes appropriées, selon ce que décide le Conseil d'administration, sur l'état de sa législation et sur sa pratique concernant la question qui fait l'objet de la convention, en précisant dans quelle mesure suite a été donnée ou se propose d'être donnée à toute disposition de la convention par voies législative, administrative, de contrats collectifs ou par toute autre voie, tout en exposant les difficultés empêchant ou retardant la ratification d'une telle convention.

Après les conventions internationales, il convient de considérer les charges qui découlent des recommandations internationales.

## IV.3.2. Les obligations issues de la recommandation internationale

La Constitution de l'OIT prévoit trois types d'obligations, celle d'analyser le moyen d'internaliser la recommandation (A), celle d'information sur le suivi de la procédure d'internalisation (B) et celle de rapport en cas de non adoption de la recommandation (C).[54]

[54] Article 19 alinéa 6, *idem.*

### *A. Obligation d'analyser le moyen d'internaliser la recommandation*

Il s'agit de *la recommandation* communiquée à tous les membres pour examen, en vue de lui faire porter effet sous forme de loi nationale ou autrement.

Pour ce faire, chacun des membres s'engage à soumettre, dans le délai d'un an à partir de la clôture de la session de la Conférence (sinon, dès que possible, en cas de circonstances exceptionnelles, mais sans dépasser dix-huit mois de la clôture de la session de la Conférence), la recommandation à l'autorité ou aux autorités dans la compétence desquelles rentre la matière, en vue de la transformer en loi ou de prendre des mesures d'un autre ordre.

### *B. Obligation d'information sur le suivi de la procédure d'internalisation*

Le Directeur général du BIT est le créancier de cette obligation lui permettant de connaitre les mesures prises pour soumettre la recommandation à l'autorité ou aux autorités compétentes, tout en obtenant tous renseignements sur ces dernières et leurs décisions.

### *C. Obligation de rapport en cas de non adoption de la recommandation*

Les Membres ne sont soumis à aucune autre obligation, sauf celle de faire rapport au Directeur général du BIT, à des périodes appropriées, selon ce que décide le Conseil d'administration, sur l'état de leur législation et sur leur pratique concernant la question qui fait l'objet de la recommandation, en précisant dans quelle mesure suite a été donnée ou proposée d'être donnée à toutes dispositions de la recommandation et en indiquant les modifications de ces dispositions qui semblent ou pourront sembler nécessaires pour leur permettre de l'adopter ou de l'appliquer.

Il importe de faire observer à ce niveau qu'en formant une convention ou une recommandation d'une application générale, la CIT peut chercher à les modifier ou les adapter en suggérant les modalités qu'elle peut considérer nécessaires pour répondre aux conditions propres aux pays dans lesquels le climat, le développement incomplet de l'organisation industrielle ou d'autres circonstances particulières rendent les conditions de l'industrie essentiellement différentes.[55]

Il est judicieux, après ce développement, de chercher à savoir ce qui peut se passer si une convention ratifiée ou une recommandation adoptée comporte des clauses restrictives des droits prévus par les dispositions juridiques internes.

Cette dimension d'analyse renvoie aux effets des conventions et recommandations sur des dispositions plus favorables.[56]

### *D. Effets des conventions et recommandations sur des dispositions plus favorables*

Il convient de préciser qu'en aucun cas, l'adoption d'une convention ou d'une recommandation par la CIT, ou la ratification d'une convention par un membre ne devront être considérées comme affectant toute loi, toute sentence, toute coutume ou tout accord qui assurent des conditions plus favorables aux travailleurs intéressés que celles prévues par la convention ou la recommandation.

Il appert de ce qui précède que d'une part, tout Etat qui ratifie une convention de l'OIT s'engage à prendre « telles mesures qui seront nécessaires pour rendre effectives les

[55] Article 19 alinéa 3 de la Constitution de l'OIT *déjà citée.*
[56] *Ibidem.*

dispositions de ladite convention », que d'autre part, les obligations fixées par l'article 19 sont à la base des procédures de contrôle de l'OIT.

### *E. Cas concret de la RDC*

En date du 05/09/1967, la République Démocratique du Congo avait ratifié la Convention 121 de l'OIT qui permet de modifier, sans devoir en adopter une nouvelle, le tableau contenant une liste de maladies professionnelles ouvrant droit à des prestations, avec obligation pour elle (État ratifiant) de reconnaître, à tout le moins, l'origine professionnelle de toutes les maladies figurant sur la liste.[57]

Cette Convention a modifié en 1980 le tableau initial des maladies professionnelles émis en 1964, modification qui malheureusement n'a jamais reçu application effective en RDC dans la pratique.

Cette ratification oblige la République Démocratique du Congo à exécuter les dispositions de cette convention telles que le stipulent certaines clauses et notamment l'article 8.

Cet article 8 de la Convention n° 121 sur les prestations en cas d'accidents du travail et de maladies professionnelles, indique les diverses possibilités en ce qui concerne les modalités d'identification et de reconnaissance des maladies professionnelles donnant aux travailleurs le droit à des indemnisations.

Il dispose[58] : « Tout membre doit :

---

[57] OIT, *Nouvelles stratégies pour reconnaître et prévenir les maladies professionnelles : Exposé sur la liste des maladies professionnelles de l'OIT*, Forum 2005 CCHST Les 3 et 4 mars 2005, Toronto, Canada, pp.26, 32.

[58] OIT, *Identification et reconnaissance des maladies professionnelles : critères pour incorporer des maladies dans la liste des maladies professionnelles de l'OIT,* Réunion d'experts sur la

1° soit établir, par voie de législation, une liste des maladies comprenant au moins les maladies énumérées au tableau I de la convention et qui seront reconnues comme maladies professionnelles dans des conditions prescrites ;

2° soit inclure dans sa législation une définition générale des maladies professionnelles qui devra être suffisamment large pour couvrir au moins les maladies énumérées à ce tableau ;

3° soit établir, par voie de législation, une liste de maladies conformément au 1° complétée par une définition générale des maladies professionnelles ou par des dispositions permettant d'établir l'origine professionnelle de maladies autres que celles qui figurent sur la liste ou de maladies qui ne se manifestent pas dans les conditions prescrites.

La solution que propose le *primo* susmentionné constitue le « système de liste », celle du *secundo*, le « système de la définition générale » ou système de couverture globale, et enfin celle du *tertio* représente généralement le « système mixte ».

Le « système de liste » ne couvre qu'un certain nombre de maladies professionnelles mais il a l'avantage d'énumérer les maladies pour lesquelles il y a présomption d'origine professionnelle.

Cela simplifie le problème pour toutes les parties étant donné qu'il est souvent très difficile, voire impossible, de prouver qu'une maladie est directement attribuable à la profession de la victime ou de démontrer le contraire.

Ce système présente en outre l'important avantage d'indiquer clairement les aspects sur lesquels faire porter la prévention.

---

révision de la liste des maladies professionnelles (recommandation n°194), BIT, Genève, 27-30 octobre 2009, p.2.

Le « système de la définition générale » couvre théoriquement toutes les maladies professionnelles ; il offre la protection la plus ample et la plus souple mais il laisse le soin à la victime de prouver l'origine professionnelle de la maladie. Dans la pratique, il rend souvent nécessaire un arbitrage dans des cas particuliers. De plus, il ne met pas l'accent sur une prévention spécifique.

Du fait de cette différence marquée entre les systèmes de « définition générale » et de « liste », le système mixte qui combine les avantages de deux précédents systèmes sans en comporter les inconvénients, a obtenu la faveur de beaucoup d'États-membres de l'OIT.[59]

En outre, l'alinéa 6 de la Recommandation n° 121 B.I.T. précise que « Tout membre *devrait*, dans des conditions prescrites, reconnaître comme maladies professionnelles les maladies dont il est connu qu'elles résultent de l'exposition, dans des procédés, activités ou occupations, à des substances ou à des dangers inhérents à ces procédés, activités et occupations ».

L'alinéa 7 de la même recommandation souligne quant à lui que « Lorsque la législation nationale contient une liste établissant une présomption d'origine professionnelle pour certaines maladies, il devrait être permis de prouver que d'autres maladies ou des maladies qui, figurant dans la liste, ne se manifesteraient pas dans les conditions sur lesquelles la présomption de leur origine professionnelle est fondée, sont d'origine professionnelle ».

Il appert de ces deux dispositions que l'État congolais devrait revisiter régulièrement sa liste des maladies professionnelles au lieu de la figer comme cela est le cas depuis plus de 49 ans aujourd'hui.

---

[59] OIT, *op.cit*, p.3.

Qu'importe le caractère non obligatoire de ces recommandations, il s'agit ici d'une question de crédibilité et du sérieux d'un État vis-à-vis de la communauté à laquelle elle appartient librement, et aux normes de laquelle elle s'est engagée à adhérer et à observer spontanément.

Il s'agit également d'une question de responsabilité d'un État vis-à-vis de sa population.

Par ailleurs et en tout état de cause, dans la vie internationale, les États sont plus attachés à leur dignité, à leur image de marque et à leur réputation, autant des facteurs qui déteignent facilement sur leur devenir, leurs relations qu'ils tiennent à soigner à tout prix.

## IV.4. Mise en œuvre et garantie d'application des normes issues des Conventions et Recommandations internationales

L'analyse des mécanismes de mise en œuvre et d'application des normes issues des conventions et recommandations internationales va essentiellement porter sur l'OIT, cette Organisation Internationale à vocation planétaire dont les normes de gouvernance seront appliquées à la RDC et à sa caisse de sécurité sociale, INSS.

### IV.4.1. Mise en œuvre et garantie d'application des normes issues de l'OIT

Il ressort des articles 22, 24 et 26 de la Constitution de l'OIT des mécanismes pertinents susceptibles d'amener les membres à assumer les obligations découlant des conventions auxquelles ils ont librement adhéré.

Ces dispositions s'articulent en actions menées par les autres pays et les organisations représentatives d'employeurs et de travailleurs, lesquels disposent de plusieurs moyens pour encourager un gouvernement à respecter les obligations qu'il a acceptées.

Ces mécanismes qui se résument à la supervision de la conformité et à la dénonciation des violations devant l'OIT, consistent d'une part, à la présentation du rapport annuel du Gouvernement (A), à la réclamation des organisations professionnelles (B) et d'autre part, à la plainte d'un autre Etat-membre (C).

### *A. La supervision de la conformité à travers l'obligation de présentation du rapport annuel du Gouvernement*

L'article 22 de la Constitution de l'OIT impose aux gouvernements l'obligation de présenter au BIT un rapport annuel sur les mesures qu'ils ont prises pour mettre à exécution les conventions auxquelles ils ont adhéré.

Cette obligation s'étend à la remise de la copie du rapport aux principales organisations représentatives des employeurs et des travailleurs de leur pays, organisations qui peuvent les commenter et donner un complément d'information sur l'application d'un instrument.

Ces rapports et commentaires sont examinés par la Commission d'experts pour l'application des conventions et recommandations (CEACR) qui peut alors présenter ses propres observations aux gouvernements et recommander telle ou telle modification de la législation ou de la pratique, ou encore relever les progrès accomplis.

Il sied de faire observer que la CEACR, bien qu'elle ne reflète pas une répartition tripartite, est composée de juristes indépendants, spécialistes du droit du travail ou du droit international, choisis en fonction de leurs qualités personnelles et dans le souci de représenter la diversité de grands systèmes juridiques.

Cette commission présente, à son tour, un rapport annuel à la CIT dont le rapport enjoint les gouvernements à respecter les obligations qu'ils ont acceptées en ratifiant les conventions internationales du travail.

### *B. Réclamation des organisations professionnelles*

Aux termes de l'article 24 de la Constitution de l'OIT, toute organisation professionnelle des travailleurs ou des employeurs peut déposer une réclamation expresse faisant valoir qu'un Etat Membre n'a pas assuré d'une manière satisfaisante l'exécution d'une convention qu'il a ratifiée.

A partir de cette réclamation, le Conseil d'administration peut alors former une commission d'enquête ayant pour mission d'étudier la question, de transmettre ses constatations au gouvernement pour commentaires et d'établir un rapport, que le Conseil d'administration pourra faire publier.

Cependant si le gouvernement mis en cause ne donne pas suite à un rapport découlant d'une réclamation présentée aux termes de l'article 24, le Conseil d'administration peut engager une procédure de plainte, conformément à l'article 26 de la Constitution de l'OIT.

### *C. La plainte d'un autre Etat-membre*

L'article 26 de la Constitution de l'OIT permet à un Etat-membre qui a, également ratifié la même convention, par un délégué à la CIT (employeur, gouvernement, ou travailleur), ou par le Conseil d'administration, d'engager des procédures de plainte auprès du BIT contre un autre Etat-membre qui n'assurerait pas d'une manière satisfaisante l'exécution d'une convention qu'il a ratifiée.

Le Conseil d'administration peut former une commission d'enquête revêtue de la mission d'étudier la plainte et de déposer un rapport à ce sujet.

Pour le surplus, l'article 33 de la Constitution de l'OIT dispose : « si un Membre quelconque ne se conforme pas dans le délai prescrit aux recommandations éventuellement contenues soit dans le rapport de la Commission d'enquête, soit dans la décision de la Cour internationale de Justice, selon le cas, le Conseil d'administration pourra recommander à la Conférence telle mesure qui lui paraîtra opportune pour assurer l'exécution de ces recommandations. »

Les conclusions et les recommandations de la commission d'enquête sont alors publiées. Au-delà de la publication susmentionnée, la procédure de plaintes prévue par la Constitution de l'OIT en cas de violation d'une convention par un pays membre qui l'a ratifiée ne comporte aucune sanction économique si le gouvernement du pays délinquant ne donne pas suite aux recommandations de l'organisation internationale.

Après ce tour d'horizon théorique, il convient de relever *in concreto* quelques cas d'observations formulées par la CEACR au gouvernement de la RDC.

### IV.4.2. Observations de la Commission d'Experts de la Conférence Internationale du Travail à la RDC

La Commission d'experts de l'Organisation Internationale du Travail (OIT) a formulé à la RDC des observations sur les réformes portant amélioration des prestations sociales dues à toutes les couches de la population.[60]

Ces observations ont notamment porté sur la Convention 102 relative à la sécurité sociale (norme minimum) 1952 ratifiée le 3 avril 1987 (A) et la

---

[60] CIT c, *Application des normes internationales du travail*, 2012(I), 101$^{ème}$session, BIT, Genève, 2012, p. 965.

Convention 121 sur les prestations en cas d'accidents du travail et des maladies professionnelles, 1964, ratifiée en 1967 (B).

### *A. En rapport avec la Convention 102 OIT*

La commission rappelle que la République Démocratique du Congo a accepté les obligations découlant de la convention n° 102 en ce qui concerne les prestations de vieillesse (Partie V), les prestations familiales (Partie VII), les prestations d'invalidité (Partie IX) et les prestations de survivants (Partie X).

En 2004, à la suite des commentaires qu'elle formulait depuis de nombreuses années concernant la nécessité de rendre la législation nationale pleinement conforme aux normes précitées, le Gouvernement a établi une commission chargée de la réforme de la sécurité sociale ayant pour mandat de préparer un projet de révision de la loi sur la sécurité sociale.[61]

Il a également créé le Programme National d'Appui à la Protection Sociale (PNPS).[62]

La commission note que, selon les informations fournies par le Gouvernement dans son dernier rapport, la réforme du système de la Sécurité Sociale n'a pu être finalisée, dans la mesure où l'organe chargé d'avaliser le projet de nouveau Code de la Sécurité Sociale, le Conseil National du Travail, rencontre des difficultés financières pour être en mesure de tenir sa 30ème session.

Elle note également que le Gouvernement s'est prévalu de l'assistance technique du BIT dans l'élaboration du projet de nouveau Code de la Sécurité Sociale et que cette

---

[61] Arrêté ministériel n° 05/176 du 24 novembre 2004 inédit,

[62] Décret n° 05/176 du 24 novembre 2005 portant création du programme national d'appui à la protection sociale, en sigle « PNPS », *in Journal Officiel de la République Démocratique du Congo* du 5 décembre 2005, n° 23, col. 31.

assistance a notamment porté sur le renforcement de capacités institutionnelles de l'Institut National de Sécurité Sociale et sur l'extension de la protection sociale aux populations non couvertes.

A ce sujet la commission veut croire que le Gouvernement prendra toutes les mesures nécessaires afin de finaliser dans un proche avenir la réforme du régime de sécurité sociale. Elle espère également qu'avec son prochain rapport, le Gouvernement communiquera des informations détaillées sur la manière dont la législation donne effet à la Convention n° 102, ainsi que sur toute difficulté pratique rencontrée dans l'application de la convention.

### *B. En ce qui concerne la Convention n° 121 sur les prestations en cas d'accidents du travail et des maladies professionnelles*

La commission note avec regret que, nonobstant les commentaires qu'elle formule depuis de nombreuses années, le dernier rapport du Gouvernement ne fait état d'aucun progrès tangible réalisé afin de rendre la législation nationale conforme à la convention et ne fournit pas les informations demandées précédemment en ce qui concerne les points suivants :

- Nécessité d'ajouter à la liste des maladies professionnelles les maladies causées par les dérivés halogénés toxiques des hydrocarbures de la série grasse ainsi que celles dues au benzène ou à ses homologues toxiques (article 8 de la convention) ;
- Nécessité de préciser le mode de calcul et de paiement des prestations périodiques dues en cas d'incapacité temporaire de travail, y compris l'incapacité se trouvant dans sa phase initiale, ainsi que les prestations dues en cas de perte totale ou partielle de la capacité de gain, ou de décès du soutien de famille,

conformément à ce que prévoit le formulaire de rapport de la convention sous les articles 13, 14 et 18 (en relation avec les articles 19 et 20).

- Nécessité d'indiquer comment les prestations périodiques dues en cas de perte totale ou substantielle de la capacité de gain ainsi que les prestations de survivants sont révisées en cas de variations sensibles du niveau général des gains qui résultent de variations sensibles du coût de la vie (article 21) ;
- Nécessité d'expliquer la manière dont fonctionnent dans la pratique les procédures d'appel en cas de refus de la prestation ou de contestation sur la qualité ou la quantité de celle-ci (article 23) ;
- Nécessité de décrire de quelle manière l'Etat assume la responsabilité générale qui lui incombe pour la bonne administration des institutions et services qui concourent à l'application de la convention (article 24, paragraphe 2).

A l'issue de ces observations, la CEACR s'est fait une opinion sur les garanties de mise en œuvre par la RDC des normes internationales.

### *C. Perception de la Commission sur la conformité de la RDC aux normes internationales*

Tout en espérant que le Gouvernement prendra toutes les mesures nécessaires afin de résoudre les questions susmentionnées dans un très proche avenir, la Commission d'Experts pour l'Application des Conventions et Recommandations(CEACR) a adressé à la RDC l'Observation CEACR 2009 / 80ème session en 2009.

Elle notait avec regret de ne pas recevoir le rapport du Gouvernement sur l'observation précédente et se voyait donc obligée de renouveler ladite observation conçue dans les termes suivants :

En réponse aux commentaires antérieurs de la commission, le Gouvernement avait précédemment indiqué n'être pas en mesure de fournir les informations permettant à la commission d'apprécier l'application des *articles 13, 14 et 18* (en relation avec les *articles 19 et 20*) ainsi que des *articles 21, 23 et 24, paragraphe 2, de la convention,* étant donné la situation politique et économique difficile que connaît le pays.

En ce qui concerne le projet de texte visant à ajouter à la liste des maladies professionnelles les maladies causées par les dérivés halogénés toxiques des hydrocarbures de la série grasse ainsi que celles dues au benzène ou à ses homologues toxiques, conformément à l'*article 8* de la convention, le Gouvernement s'était engagé à communiquer la liste élargie des maladies professionnelles dès qu'elle sera adoptée par le Conseil national du travail.

En conclusion, la commission a exprimé l'espoir que, nonobstant les difficultés auxquelles le Gouvernement doit faire face, la liste des maladies professionnelles pourra être adoptée prochainement afin de donner plein effet à l'article 8 de la convention et que le Gouvernement fera tout son possible pour fournir les informations concernant l'application des autres dispositions susmentionnées de la convention.

La commission saurait également gré au Gouvernement d'indiquer tout progrès quant à l'élaboration et l'adoption du nouveau Code de la sécurité sociale.

Elle espère que le Gouvernement fera tout son possible pour prendre les mesures nécessaires dans un très proche avenir.

D'autres détails des observations formulées à la RDC sont contenus dans les rapports (article 22 de la Constitution de l'OIT) sur les conventions ratifiées et commentaires formulés par la CEACR à la RDC pour les

37 conventions qu'elle a ratifiées depuis 1960 et dont 36 sont en vigueur.[63]

A ce niveau de développement, il parait judicieux d'évaluer les différents mécanismes qui viennent d'être décryptés, par rapport à la finalité des normes internationales et leur aptitude à impacter les législations internes des Etats afin de les amener à les internaliser dans l'actif de la protection des droits humains sanitaires et de la sécurité sociale.

### IV.4.3. Appréciation des mécanismes sus-décrits

L'évaluation des mécanismes sus-décrits par rapport à la capacité des normes internationales à déteindre sur le droit interne conduit au constat de l'impuissance répressive relative du système juridique international (A), permet de considérer les effets de pressions exercées sur les Etats à travers la publication des résultats d'enquête (B), tend à proposer une gouvernance par les modèles non coercitifs (C), à apprécier l'approche des sanctions économiques comme garantie de mise en œuvre des normes sociales internationales (D) et à faire recours à la *soft law* comme mode de régulation en droit international de la sécurité sociale (E).

#### *A. Constat de l'impuissance répressive relative du système juridique international*

L'application de la loi internationale par les Etats est le plus souvent tributaire de la mesure de leur intérêt qui n'est toujours pas celui de l'Organisation internationale en tant que collectivité mais généralement des intérêts

---

[63] LOKO MANTUONO G b, *Gouvernance de la sécurité sociale et réduction de la pauvreté en République Démocratique du Congo. Analyse de la gestion du régime général de l'Institut National de la Sécurité sociale de 2007 à 2011*, thèse de Doctorat en Droit Economique et Social, FD, UNIKIS, 2012-2013, p.109.

égoïstes à plus ou moins court terme. Ce manque de conviction condamne à l'impuissance tout système juridique même répressif.

C'est la raison pour laquelle l'étude relève en premier lieu que malgré tous les mécanismes et les efforts avérés de l'OIT sur le plan normatif, efforts couronnés par la mise en place d'un système international viable et relativement efficace pour la codification des normes, tout reste à faire pour concevoir des mécanismes non coercitifs de contrôle de leur application.[64]

### *B. Publication des résultats d'enquête comme sanction « sui generis. »*

L'étude relève à ce niveau qu'à l'issue de l'enquête initiée par le conseil d'administration de l'OIT aussi bien en cas de réclamation des organisations professionnelles qu'en matière de la plainte d'un autre Etat-membre, *les constatations, conclusions et rapports de la commission d'enquête sont publiés*.

Cette publication constitue une sanction de nature diffuse qui n'est pas moins efficace car elle atteint directement la dignité et la renommée des Etats.

Ce type de sanction « 'sui generis »' peut s'avérer d'une grande efficacité dans la lutte contre les violations délibérées de normes de sécurité sociale issues de l'OIT en ce que les Etats, soucieux de leur image de marque, redouteront de la voir se ternir de peur de ne conserver ni de développer leur partenariat, du fait de toute publicité qui entourerait et dénoncerait leurs comportements frisant le non-respect de la parole donnée et des engagements pris.

---

[64] LLISE LEVY FEITSHANS, « La Santé au travail : Un droit de l'homme », in MAGER STELLMAN J., *Encyclopédie de sécurité et de santé au travail*, 3è éd., Bureau international du travail, Genève, 2000, p.96.

A partir de cette publicité, il peut être imposé aux Etats concernés, le respect des dispositions violées comme préalable à l'accès à certaines facilités financières, à la conclusion de certaines conventions économiques, à l'éligibilité aux aides et crédits internationaux, au point de se voir refuser l'accès à de responsabilités au sein de l'organisation et de perdre certains droits comme la suspension de droit de vote.

Cette publicité est donc un élément dissuasif, susceptible de motiver les parties à respecter les engagements pris.

Tout ce développement s'applique également aux structures de la CIPRES qui assure la publicité des avis, rapports et recommandations faits au sujet d'un membre en cas d'inobservation des normes édictées par l'Organisation.

Il y a, toutefois, lieu de signaler que les instruments internationaux ont une efficacité implicitement limitée car, à part le suivi administratif, aucun mécanisme d'application et de dissuasion formelle ni traditionnelle n'en assure la mise en œuvre contraignante.

### *C. Gouvernance par les modèles non coercitifs de mise en œuvre des normes internationales*

Faute d'un système prévoyant l'application de sanctions, d'amendes ou de peines pour punir et dissuader, il convient d'identifier les modèles non coercitifs permettant d'assurer la meilleure protection possible des normes de la sécurité sociale ainsi que ceux à même d'encourager le respect des conventions et recommandations, sans recourir à la loi.

Ces méthodes, destinées à assurer un contrôle « interactif », permettraient de garantir l'application des conventions et recommandations de l'OIT relatives à la sécurité sociale, à condition d'être associées aux stratégies pratiques visant à encourager l'amélioration des conditions de travail dans tout le système international. Car, par eux-mêmes, ces mécanismes de contrôle limités au système de présentation des rapports ne sont que fragiles.

C'est dans ce cadre que SIGLER et MURPHY ont émis l'hypothèse selon laquelle, il conviendrait de développer la concurrence entre les organismes, qu'il s'agisse des associations d'employeurs ou des Etats - membres, comme instrument d'une protection efficace en matière de sécurité sociale, à condition d'être nourrie par des mesures positives d'encouragement plutôt que par le modèle traditionnel de sanctions et de dissuasion.[65]

Au regard de ce qui précède, la tentation serait grande d'envisager des sanctions économiques comme garantie de l'efficacité et du respect des normes coulées dans les conventions et recommandations internationales de l'OIT relatives à la sécurité sociale.

### *D. Approche des sanctions économiques comme garantie de mise en œuvre des normes sociales internationales*[66]

Inspirée du débat sur le conflit Nord-Sud quant à l'application des sanctions économiques aux Etats qui violent les normes sociales internationales, l'on constate qu'à l'heure actuelle, ces normes, notamment celles du travail, ne font l'objet d'aucune règle disciplinaire de l'OMC.

S'il est vrai que certains pays préconisent de les inclure dans le futur programme de travail de cette organisation pour en obtenir le respect en établissant un lien entre « '*commerce et normes de travail* »', cela n'aura pour seule motivation que celle de consacrer ainsi l'exclusion

---

[65] LLISE LEVY FEITSHANS, *op.cit.* p.96.

[66] *Ibidem.*

du commerce extérieur (exportation) de tout produit commercial réalisé au mépris des normes de l'OIT.

Conférer une telle compétence à l'OMC constituerait une forme de protectionnisme à peine voilé en faveur des pays riches qui appliqueraient des sanctions commerciales aux exportations des pays en développement, pour des motifs liés aux normes de travail.

Cela conduirait non seulement à aggraver la pauvreté et à retarder les efforts de développement, mais aussi provoquerait-il un affaiblissement des avantages comparatifs de ces pays comme par exemple celui des bas salaires.[67]

Il y a, en effet, lieu de croire que la croissance économique et le développement peuvent booster l'amélioration des conditions de travail.

Aussi, pensons-nous, à juste titre, qu'il convient d'intégrer dans la réflexion qui suivra, la part de la *soft law* c'est-à-dire un standard minimum de valeurs qui s'appliquent universellement et dont aucune raison ne peut justifier sa violation, telle que la conçoit JAVILLIER J C, à travers son ouvrage intitulé « la *Gouvernance, droit international et responsabilité sociétale des entreprises*. » et dont nous épousons totalement la vision qui va être largement reprise dans les lignes qui suivent.

## *E. La « soft law » comme mode de régulation en droit international de la sécurité sociale*

Il convient de donner les contours de la soft law (1), d'en retracer la typologie (2), d'en ressortir les avantages (3) avant d'en préciser les fonctions dans les normes internationales de la sécurité sociale (4) et les conséquences en droit de de la sécurité sociale (5).

### 1. Notions de la « *soft law* »

---

[67] LLISE LEVY FEITSHANS, *op.cit.* pp.97-98.

Devant l'absence d'une définition consacrée de la *soft law,* il y a lieu de la considérer, de par sa fonctionnalité, comme une des formes souples de normativité et de régulation destinées à encadrer les relations entre acteurs sans pour autant faire appel à la contrainte juridique matérialisée par la sanction judiciaire.

Elle implique un changement de perspective qui, contrairement à la vision monolithique du droit comme instrument de contrainte hiérarchique, dans le système juridique international, devient un moyen de réalisation d'un projet de société partagé parmi les acteurs et donc, un droit négocié, directif, voulu et agréé plutôt qu'imposé, dans des sociétés démocratiques, de plus en plus complexes et segmentées.

La *soft law* apparaît également comme une catégorie subsidiaire à l'intérieur du système juridique, regroupant les instruments de régulation non reconnus par la théorie des sources formelles en droit international, cependant appelée à rehausser l'effectivité générale des normes internationales du travail compte tenu de la décentralisation de la société internationale et de l'absence d'une autorité exclusive qui donne, interprète et garantit l'application de la loi par la force physique si nécessaire.[68]

## 2. Typologie de la *soft law*

Il y a la *soft law matérielle* (a) et la *soft law formelle* (b)

***a) la soft law matérielle*** est celle qui suppose au départ une norme obligatoire contenue dans une *« hard law »* comme support mais dont la teneur est en elle-même souple, souplesse attachée à la densité normative de la formulation écrite des obligations prévues dans un

---

[68]JAVILLIER J C, *Gouvernance, droit international et responsabilité sociétale des entreprises,* IIES, Genève, Première édition 2007, pp.1 et 3.

instrument reconnu officiellement comme source de droit international tel les conventions et les traités.

*« In specie »,* la mollesse du droit ne tient pas à l'instrument considéré à la lumière de l'énumération de l'article 38 du Statut de la CIJ mais à la substance de la norme.

La *soft law* matérielle dicte un certain comportement aux États, quand bien même il ne s'agirait que d'une obligation juridique claire de faire des efforts en vue de réaliser un objectif. C'est l'existence de ces efforts, non leur résultat, qui assure la légalité du comportement.[69]

C'est cette dimension qui doit être capitalisée par la RDC afin d'initier la réforme technique de la sécurité sociale qu'envisage l'étude et venir alors à la rescousse des victimes des maladies à caractère professionnel tout en fournissant des réponses satisfaisantes aux observations formulées par la CEACR sur les garanties de conformité et de mise en œuvre des normes internationales auxquelles le Gouvernement du pays a librement souscrit comme développé au point IV.4.2.

A titre illustratif, il est, à cet effet, cité l'article 19 de la Constitution de l'OIT qui encourage la CIT à la technique souple de direction dans l'élaboration des normes internationales du travail en ces termes :

« *En formant une convention ou une recommandation d'une application générale, la Conférence devra avoir égard aux pays dans lesquels le climat, le développement incomplet de l'organisation industrielle ou d'autres circonstances particulières rendent les conditions de l'industrie essentiellement différentes* ».

Il y a lieu de convoquer également la clause de flexibilité prévue dans la Convention OIT 102 qui autorise l'État ratifiant à accepter comme minimum trois parmi les

---

[69] *Idem,* pp.9-10.

neuf branches de la sécurité sociale, avec au moins l'une des branches couvrant un risque à long terme en l'occurrence : chômage, accident de travail, vieillesse, invalidité ou décès du soutien de famille.[70]

Cette clause permet à l'État incapable d'adopter une approche unifiée de la convention, d'opérer néanmoins un choix entre les parties qu'il souhaite voir appliquer.

***b) la soft law formelle*** ouvre le système juridique à la présence et à l'activité normative des organisations internationales et des acteurs atypiques en jouant le rôle de catégorie subsidiaire. Elle ne figure pas dans l'énumération officielle des instruments normatifs de l'article 38 du Statut de la CIJ.

### 3 Avantages de la *soft law*

Les bénéfices à tirer de la *soft law sont énormes dans son application en droit international :* [71]

- Elle facilite l'action normative et l'adoption de lignes directrices de sujets incertains, dépendants des avancées techniques ou dont la validité scientifique est discutable et pour lesquels les États sont incapables de prendre des engagements fermes alors qu'il est simultanément pressant de le faire.
- les instruments de *soft law* se négocient plus aisément et font gagner du temps. Ils permettent aux États de se retirer sans pénalité et n'instaurent aucun mécanisme de contrôle des obligations.
- Elle se justifie pour des raisons évidentes de flexibilité et sa qualité première consiste à promouvoir la coopération internationale dans des matières où la complexité naturelle et sociale défie momentanément les capacités décisionnelles et se prête difficilement à un

---

[70] Article 2 de la Convention 102 OIT, *Idem.*

[71] JAVILLIER J C, *op.cit,* p.7.

pilotage automatique des conduites propre à la technique de direction normative du commandement.

- Elle est la norme la plus adaptée à la majeure partie du travail normatif des organisations internationales qui ne peuvent user de la technique du commandement envers les États.
- Elle peut être dans une certaine mesure la norme indiquée pour régir le droit international et celui de la gouvernance.

### 4. Fonction de la *soft law* dans les normes internationales du travail et de la sécurité sociale

*a) Justification en Droit international*[72]

La vie internationale met en scène les Etats indépendants et souverains et donc une société décentralisée où l'absence d'une autorité législative suprême rend inévitable l'éparpillement des modes d'élaboration du droit entre les différents acteurs internationaux.

Il va de soi que dans pareil contexte, la *soft law* soit appréhendée à partir d'une approche objectiviste qui considère le droit comme le reflet du fait social et des besoins des acteurs internationaux.[73]

Cette approche est une réponse aux critiques sur l'impuissance du droit international dont les normes sont le plus souvent molles et insusceptibles d'être sanctionnées par les autorités publiques.

Une norme juridique est avant tout un outil visant à promouvoir une direction d'ensemble aux conduites individuelles au sein d'un groupe donné, stabilise les attentes des acteurs et perpétue ainsi l'ordre social.[74]

---

[72] JAVILLIER J C, *op.cit,* p.13.
[73] *Ibidem.*
[74] *Idem.*

A ce niveau, il est bienvenu que la gouvernance de la sécurité sociale qui implique la cohérence, la transparence et le dialogue social entre les acteurs en appelle à la *soft law*, à titre subsidiaire à la norme appropriée, pour arriver à un consensus normatif afin d'atteindre les objectifs qu'ils s'assignent dans l'intérêt supérieur des prestataires sociaux.[75]

Le traité constitutif de l'OIT a longtemps privilégié l'adoption de la *soft law* comme technique de direction normative en droit international du travail ; il suffit pour s'en convaincre, de considérer l'articulation harmonieuse des normes souples (recommandations et déclarations) et dures (conventions), ainsi que la promotion de l'autorité des mécanismes de contrôle de l'OIT et de l'interprétation qu'ils font des normes.

La nouveauté tient aujourd'hui à l'établissement d'un système parallèle, à l'élaboration et à la mise en œuvre des principes et des droits fondamentaux par les acteurs publics ou privés.[76]

*b) Fonction de la soft law pour les acteurs internationaux*

La soft law remplit un certain nombre de fonctions en faveur des acteurs de la vie internationale et donc les Etats ainsi que les organisations internationales.

Ces fonctions consistent à :

-Permettre aux États confrontés aux sujets qui demandent une action normative mais dont la complexité n'est pas aisément saisie par les sources formelles du droit, de privilégier fréquemment les modes souples de régulation dans leurs relations internationales pour des raisons de commodité, favoriser ainsi la coopération avec

---

[75] JAVILLIER J C, *op.cit,* p.13.
[76] *Idem*, p.22.

les États et faciliter les expériences nationales sans faire engager leur responsabilité juridique.[77]

- Aider les États à modifier les règles du système juridique et instaurer un nouveau *modus vivendi*, transformant dès lors, l'ordre social international.

- Constituer dans la société internationale une source progressiste tendant à faire évoluer le droit international vers de nouvelles plages.

- Permettre aux organisations internationales de privilégier une méthode autre que le commandement hiérarchique pour encourager la coopération internationale, développer une technique juridique conséquente, visant à persuader et non à contraindre leurs États membres d'adopter un comportement conforme à la norme.

- Donner la possibilité aux nouveaux États exclus du système juridique et n'ayant pas participé à la formation des normes de *hard law, de construire* un droit du développement dont ils peuvent chercher à modifier le contenu au moyen des résolutions à l'Assemblée générale.[78]

- Représenter pour les acteurs internationaux un mode de régulation parallèle et plus approprié que les sources formelles du droit.

- Permettre d'actualiser l'interprétation des normes dures en fonction des adaptations introduites par la pratique des acteurs.

Le caractère artificiel d'une démarcation claire entre les obligations juridiques et pré juridiques est manifeste dans l'exemple des conventions de l'OIT ratifiées ou non ; les premières sont théoriquement des instruments de *hard law* contenant des obligations juridiques dotées d'une force

---

[77] *Ibidem.*

[78] JAVILLIER J C, *op.cit*, pp.14-15.

obligatoire, tandis que les secondes subissent en quelque sorte une déchéance juridique et se métamorphosent en instruments de *soft law.*[79]

Il appert des analyses qui précèdent que la *soft law* déjà utilisée en droit international de la sécurité sociale peut être la norme indiquée en droit de gouvernance de la sécurité sociale mais non sans conséquences, voilà pourquoi, cette étude suggère que son recours soit régi par le principe de subsidiarité.

## 5 Conséquences de la *soft law* en droit international du travail et de la sécurité sociale

Les organisations internationales sont de manière générale des instances privilégiées dans la dynamique de synergie, de gouvernance mondiale et d'articulation des normes souples et dures au sein d'une société internationale décentralisée. Elles favorisent la participation des pays en développement dans la création et l'application des normes internationales.

Le cas le plus éloquent est celui de l'OIT qui permet aux acteurs de la société civile de créer et d'appliquer les normes internationales du travail, et qui permet à la composition tripartite, de favoriser le débat démocratique et la consolidation de l'État de droit.

Cependant, les formes souples de régulation font partie du système juridique et comportent des effets variables.

Elles peuvent parfois aider à l'interprétation des normes dures voire influer sur leur effectivité, tout comme elle peut jouer autant à la hausse que surtout à la baisse dans le respect des normes juridiques face à la prolifération des instruments souples de régulation.

Dans cette flexibilité, la *soft law* crée l'apparence d'une volonté commune et joue au dilatoire en repoussant à plus tard, lors de l'application des normes internationales du

---

[79] JAVILLIER J C, *op.cit*, p.16.

travail, les divergences soulevées au moment des négociations en vue d'adopter un instrument normatif.[80]

L'analyse développée dans ce chapitre dégage la nécessité pour la RDC de réviser sa liste vieille de de plus de 49 ans ; mais pour le faire, il faut de la matière, des études qui puissent identifier les affections qui méritent d'être intégrées.

L'étude menée dans les secteurs brassicole et textile congolais permet d'y détecter les maladies jusque-là orphelines qui peuvent être intégrées dans la liste de maladies professionnelles dans le cadre de la réforme qui s'impose. Comment parvenir à atteindre cet idéal ? Le chapitre cinq suivant envisage de fournir les réponses pertinentes à cette préoccupation.

---

[80] JAVILLIER J C, *op.cit,* p.22.

# Chapitre cinq
# Intégration des maladies à caractère professionnel dans le tableau légal en République Démocratique du Congo

Le présent chapitre a trait aux mécanismes de l'élaboration de la politique de la sécurité sociale sur les maladies professionnelles en RDC, aux tendances à éviter, aux heurts à l'actualisation de la liste, aux critères et procédures d'intégration des maladies à caractère professionnel.

Il comprend trois sections.

La première met l'accent sur la politique du gouvernement congolais en matière de la sécurité sociale, tout en insistant sur la dialectique de l'élaboration de liste légale et sur les obstacles à l'actualisation de la liste des maladies professionnelles.

La deuxième entend définir les critères et les procédures d'intégration des maladies à caractère professionnel dans le tableau des maladies professionnelles indemnisables et les modalités de la révisitation de la liste congolaise de 1966.

La troisième section insiste sur la mutation des maladies à caractère professionnel trouvées dans les secteurs brassicole et textile vers les maladies susceptibles d'être intégrées dans la liste officielle.

## V.1. Politique de sécurité sociale sur les maladies professionnelles en RDC

### V.1.1. Mécanismes d'élaboration de la politique de sécurité sociale

La politique gouvernementale sur la sécurité sociale s'élabore au sein du ministère ayant l'emploi, le travail et la prévoyance sociale dans ses attributions, lequel ministère est appelé à réunir sous sa supervision, la tripartite que constitue le Conseil National du Travail (CNT) de manière à recueillir les opinions des parties employeur et travailleur.

C'est dans le cadre de cette structure tripartite qu'est initié le projet du code de la sécurité sociale qui, une fois adopté, est soumis à la censure et la discussion du parlement avant d'être voté et présenté au Chef de l'Etat pour promulgation.

La multiplicité des textes régissant de manière éparse plusieurs régimes de sécurité sociale assortis chacun de ses particularités, et l'absence d'un véritable code de sécurité sociale qui serait le dénouement du travail réalisé au niveau du CNT, démontrent que la politique de sécurité sociale en République Démocratique du Congo existe encore au stade de conception et donc embryonnaire faute de pragmatisme politique clairement affiché.

En effet, depuis la tenue en 2009 des vingt et unième à la vingt-neuvième sessions ordinaires du CNT (la dernière ayant été réunie en quatre temps), et outre les cinq sessions extraordinaires de 2000 à 2010, il ne s'est tenu que du 19 au 22 novembre 2012 à Kinshasa, la 30ème session ordinaire du CNT[81] longtemps attendue, laquelle

[81] RDC, *CNT : 30ème session ordinaire consacrée à la réforme de la sécurité sociale et à la modification de certains articles du Code du Travail, Kinshasa du 19-22 novembre 2012 – Rapport Final,*

était consacrée exclusivement à la réforme de la sécurité sociale qui devrait accoucher du code congolais de sécurité sociale à l'instar d'autres pays avec pour vocation d'uniformiser tous les textes épars.

Malheureusement, ce projet longuement discuté et adopté au parlement, demeure jusqu'ores sans finalisation concrète, alors que la réforme qu'il véhicule a été recommandée par chacune de sessions précédentes.

Il sied donc de s'impliquer dans la dynamique de la Conférence Interafricaine de Prévoyance Sociale (CIPRES) pour harmoniser tous les textes, les uniformiser pour tous les pays membres dans le cadre de la réforme de la sécurité et de la santé au travail, de rapprocher l'assuré de la sécurité sociale, d'améliorer la prise en charge des sinistrés, de redéfinir des listes, de fixer les concepts, d'informer et d'éduquer des employeurs et travailleurs quant à leurs droits et obligations.

L'on peut, en sus, signaler l'existence à ce jour, de deux projets de loi, l'un sur la couverture universelle et l'autre sur les mutuelles de santé ; si le premier n'est pas encore déposé, le second est déjà adopté au niveau du parlement en attente de sa finalisation.

Dans cette démarche tendant à écrire une véritable politique sociale de la RDC, il convient de mettre à contribution tous les experts de différents domaines dans le cadre d'une gouvernance participative et transparente de la sécurité sociale et de lutter en même temps contre toutes les forces qui peuvent édulcorer les objectifs fixés.

### V.1.2. Dynamique de l'élaboration de liste légale

L'élaboration de la liste légale des maladies professionnelles est un processus graduel qui doit être

---

Ministère de l'Emploi, Travail et Prévoyance Sociale de la RDC, Novembre 2012, inédit.

initié par le gouvernement qui convoque et réunit en vertu des articles 223 et suivants de la loi n°015/2002 du 16 octobre 2002 portant Code du Travail, le Conseil National du Travail, structure tripartite comprenant comme acteurs, les représentants (experts) du gouvernement, des employeurs et des travailleurs.

Vue sous cet angle, la liste des maladies professionnelles serait l'aboutissement d'une négociation, conduite suivant une procédure spécifique développée dans le présent ouvrage dans la partie qui se rapporte aux modalités de revisitation de la liste.

Ainsi, en tant qu'émanation d'une construction sociale (employeur-travailleur et Gouvernement), cette liste serait en amont le résultat d'un rapport de forces à la base des conflits : le travailleur pense être contaminé par l'exposition, l'employeur peut estimer le contraire et le Gouvernement, responsable de l'administration du régime de la sécurité sociale aura tendance à se préoccuper du coût de la prise en charge du dommage subi par l'employé.

De ce conflit se dégage un consensus ou pas pour fixer, intégrer ou pas l'affection dans la liste.

Il convient de faire observer, à ce niveau, que si la science est utile à faire reconnaitre le lien entre travail et santé, elle n'est pas en elle-même suffisante, car ce lien se construit aussi sur des rapports de forces qui évoluent dans le temps. Il est fait d'une histoire fondée sur de conflits, d'intervention des pouvoirs publics forte de positionnement politique et tient également à l'action collective.[82]

---

[82] OIT,*XVIIe Congrès mondial sur la santé et la sécurité au travail :Travail décenttravail sûr,* http://www.ilo.org/global/About_the_ILO/Media_and_public_information/Feature_stories/lang--fr/WCMS_075401/index.htm visité le 15 février 2009.

Une approche multidisciplinaire réunissant autour d'une table les professionnels, médecins du travail, les techniciens ayant un certain nombre de compétences techniques, les épidémiologistes pour examiner les techniques de production, le fonctionnement des entreprises et le mode d'exécution du travail, permettra de confectionner des listes objectives, d'organiser la prévention tendant à essayer de réduire ou de supprimer les risques.

Dans cette approche multidisciplinaire, les études épidémiologiques présentent un danger que l'on ne saurait éviter, celui de susciter des controverses entre experts notamment sur la toxicité ou non d'un produit, et cela empêche dans l'entre-temps, d'organiser la prévention tant que la question ne serait pas définitivement tranchée.

Surabondamment, il demeure presqu'impossible de préciser le moment où la maladie professionnelle a réellement commencé.

De plus, l'origine précise de la maladie est rarement évidente. Il est très difficile de retrouver, parmi les multiples produits manipulés, celui qui est à l'origine de l'affection. Certaines maladies professionnelles ne sont en effet découvertes que bien des années après l'exposition au risque et même parfois après que le travailleur ait cessé d'exercer le travail incriminé. C'est le cas pour certains cancers.

Voilà pourquoi, en raison de la difficulté qu'il y a de déterminer si l'on est face d'une maladie professionnelle ou non, le législateur est appelé à établir une liste des maladies dont l'actualisation peut-être sujette à nombre d'obstacles qui peuvent être minimisés.

### V.1.3. Les obstacles à l'actualisation de la liste de maladies professionnelles

Les obstacles à la réforme de la liste de maladies professionnelles sont de trois ordres : scientifique, technique et psychologique.

#### *A. Les obstacles scientifiques*

Pour être bien menée, toute réforme doit faire l'objet des études préalables par des chercheurs intéressés par la matière.

La recherche scientifique devrait être encouragée, focalisée et orientée vers les questions d'intérêt communautaire, collectif ou national qui mérite des solutions urgentes.

Il est noté en République Démocratique du Congo un déficit d'intérêt scientifique en matière de la réforme de la sécurité sociale où les recherches, les ouvrages et les articles en la matière sont rares de sorte que le règlement de la question traine à venir.

Cependant, quelques investigations gardées confidentielles, initiées par l'INSS au niveau de KINSHASA, restent sectorielles et ne recouvrent pas l'ensemble d'activités qu'organise la RDC ni le territoire national.

La ville de LUBUMBASHI, capitale de la province du NORD-KATANGA a fait l'objet d'intérêt du ministère du travail, par sa direction de la médecine du travail en 2002.

Une enquête conjointe y a été menée du 27 au 30 novembre 2002 par l'OMS et le Ministère du travail de par sa direction de la santé au travail.

Elle a consisté à dresser l'état des lieux de la santé au travail. Elle a, entre autres, tiré les conclusions selon lesquelles l'information sur les accidents de travail et les maladies professionnelles ne sont pas une préoccupation pour tous les employeurs ; les registres des risques professionnels sont quasi-inexistants dans les entreprises, les comités d'hygiène et de sécurité au travail sont absents dans plus d'une entreprise et, le milieu de travail est considéré incommode et insalubre.[83]

Au regard des conclusions dégagées, il y a lieu de faire observer qu'une enquête d'une telle ampleur ne pouvait dans quatre jours donner les résultats complets pour l'ensemble d'activités économiques, industrielles et commerciales que regorge la ville de LUBUMBASHI.

Ainsi, loin de se réfugier sur des solutions partielles, Il sied de se pencher sur l'aspect important de recherche scientifique pour doter la République d'un outil de travail adéquat dans le domaine de la sécurité sociale.

### *B. Les obstacles techniques*

Trois types d'obstacles à l'actualisation de la liste des maladies professionnelles sont envisagés. Il s'agit du défaut des statistiques fiables (1), des contraintes financières (2) et des obstacles psychologiques (4).

#### 1. Défaut des statistiques fiables

Les statistiques sont des préalables *sine qua none* permettant de repérer les maladies qui requièrent l'attention des décideurs par secteurs d'activités.

Elles supposent que soient diligentées des investigations approfondies pour améliorer les connaissances des affections, leurs origines, causes et manifestations, de manière à organiser la prévention, et à améliorer la législation et la règlementation en la matière.

Il se fait malheureusement qu'en République Démocratique du Congo, ni le Gouvernement central, à travers ses structures traditionnelles entendues les

[83] Ministère du Travail et OMS, *Etat des lieux de la santé en RDC, enquête menée dans la ville de LUBUMBASHI, Province du KATANGA,* inédit, Décembre 2002, p. 33.

directions, les différents services du ministère de l'emploi, travail et prévoyance sociale, l'inspection du travail, ni la caisse nationale de sécurité sociale qu'est l'Institut National de Sécurité Sociale n'arrivent à obtenir des statistiques de qualité de la part des entreprises œuvrant dans différents secteurs d'activités économiques et administratifs.

L'absence d'une commission nationale chargée des maladies professionnelles devant préparer sur base des statistiques des données en faveur de l'actualisation de la liste des maladies au regard de l'évolution observée, l'absence des statistiques réelles à l'INSS au point de ne pas être à mesure de tenir un tableau fiable des maladies à caractère professionnel récurrentes ni de faire entreprendre des recherches sur le degré de nocuité des risques existants, sont des obstacles à la réforme attendue, d'autant plus que les statistiques déclarées par certaines entreprises sont biaisées, formalistes et sans beaucoup de détails.

Ce constat n'est pas propre à la République Démocratique du Congo, car JUKKA TAKALA, directeur au BIT, soutient que même dans les pays émergents, le BIT est obligé de procéder par estimation ; ce qui permet à environ 90 pour cent des sinistres professionnels dans les pays industrialisés d'être couverts, alors que dans les pays en développement, en Asie, en Afrique et en Amérique latine, le BIT ne dispose parfois que d'une infime part de leur fréquence réelle au point d'être obligé de s'appuyer sur ses propres estimations.[84]

Pour ce directeur du BIT, cette sous-évaluation est due à l'absence de statistiques fiables au niveau des entreprises qui ne trouvent aucun intérêt à rapporter les accidents et les maladies, à moins qu'il existe des incitations

---

[84] OIT, *op.cit.*

économiques permettant aux employeurs de se retourner vers leurs assureurs - en tout ou partie - pour obtenir le remboursement des indemnités, ou si les entrepreneurs prennent conscience qu'ils perdent de l'argent en ne rendant pas compte. Cela permettra d'obtenir de meilleurs rapports et par conséquent de mener une meilleure politique de prévention et de corriger les mauvaises conditions de travail qui sont à l'origine des accidents et des maladies.[85]

A ces causes, l'on peut ajouter le silence coupable de certains travailleurs par peur de perdre leur emploi déjà précaire, et la sous information des partenaires sociaux (travailleurs, employeurs) sur les risques professionnels.

Pour améliorer cet état des choses, il convient, en République Démocratique du Congo, de renforcer l'effet coercitif sur les comités d'hygiène et de sécurité d'entreprises avec obligation, pour les inspecteurs du travail de chaque ressort, de participer à leurs séances de travail qui doivent, chaque fois, être sanctionnées par un procès-verbal dont ils gardent les copies tout en multipliant les contrôles assortis de sanctions dissuasives.

**2. Crises et contraintes financières**

Une réforme exige la mobilisation des moyens importants pouvant permettre la matérialisation du travail aux différents niveaux : préparatoire et de traitement.

Au niveau préparatoire de la réforme, les moyens sont utiles à la collecte des données, à l'organisation des missions, rencontres et recherches dans toutes les provinces et les entreprises y installées par secteur d'activités.

Au niveau de traitement, l'organisation précédente doit produire dans chaque province un document de travail qui devra faire l'objet de compilations par secteur d'activités

---

[85] *Ibidem.*

pour l'ensemble de l'entité territoriale concernée ; cela exige une logistique adéquate qui n'est possible qu'au prix d'importants moyens financiers et humains.

Comme on peut le remarquer, toutes ces démarches ne sauraient se réaliser sans mobilisation des moyens financiers que l'Etat congolais devrait mettre à la disposition de l'organisation de la réforme de la sécurité sociale en République Démocratique du Congo, et dont les structures traditionnelles existent.

L'intérêt légitime qui mérite d'être protégé est tel que l'on ne peut continuer à se cacher derrière la crise financière pour se dérober à ses obligations constitutionnelles car chacun a droit à un environnement de travail sûr et salubre, en particulier en temps de crise.

Certes, il est reconnu que faire des économies à mauvais escient entraîne aussi un fardeau financier supplémentaire pour les régimes nationaux de sécurité sociale et opter pour une stratégie de survie basée sur une moindre sécurité, une santé médiocre et de bas revenus ne peut engendrer ni haute compétitivité ni développement durable.

Bref, un haut niveau de compétitivité va de pair avec une sécurité accrue et une meilleure santé.

### *C. Les obstacles psychologiques*

Des réactions dangereuses à éviter sont celles inhérentes à l'attitude conservatrice qui, par crainte de l'inconnu, est réfractaire à la réforme, refusant d'accepter la charge que comporte toute redéfinition tant soit peu importante et préconisant, en fait d'orientations et politiques, une totale continuité.

L'on doit donc éviter de continuer à préférer aux innovations consécutives à la réforme, la sécurité logée dans les principes autrefois appliqués tant qu'ils ne seraient pas les plus adaptés aux nouvelles réalités qui imposent que des critères objectifs soient définis en faveur de l'incorporation des maladies à caractère professionnel dans la liste des maladies professionnelles sur base d'une procédure préalablement définie.

## V.2. Critères objectifs de mutation des maladies à caractère professionnel et modalités de révision de la liste de 1966

Ce paragraphe est consacré non seulement aux critères mais également aux modalités de révision de la liste en vigueur et à l'expertise préalable du CNT pour une réforme réaliste.

### V.2.1. Les critères objectifs de la révision du tableau légal

L'incorporation des maladies à caractère professionnel dans le tableau légal doit, pour éviter toute généralisation abusive et injustifiée, se faire sur base des critères objectifs que nous empruntons du reste au BIT qui fixe comme suit les critères généraux :

- la maladie doit avoir une relation de causalité avec un agent pathogène, c'est-à-dire une exposition ou un procédé de travail donnés ;
- elle doit survenir dans l'environnement professionnel et/ou dans des professions données ;
- elle doit affecter les groupes de personnes concernés avec une fréquence supérieure à l'incidence moyenne enregistrée dans le reste de la population ;
- elle doit être assise sur des preuves scientifiques établissant une pathologie déterminée après exposition ainsi que la plausibilité de la cause.[86]

[86] OIT, *op.cit,* p.7.

Ce sont ces critères, associés à l'expertise technique des médecins et des chimistes, qui ont permis à l'étude initiée sur les secteurs brassicole et textile congolais, de repérer un certain nombre des maladies à caractère professionnel au stade d'investigation et d'analyse.

Outre ces critères, la même étude s'est inspirée de la doctrine savante sur différentes questions liées à la toxicité industrielle de certains produits et s'est appuyée sur les recherches multidisciplinaires (ergonomiques, toxicologiques, épidémiologiques) préalablement menées dans les secteurs brassicole et textile par les experts du B.I.T., de manière à déteindre plus péremptoirement sur l'éligibilité de maladies qui mériteraient d'être intégrées dans la liste légale.

Ces critères peuvent être résumés en termes de deux types de relation :

- Le premier consiste en la *relation exposition-effet* c'est-à-dire la relation entre l'exposition et la gravité de l'affection chez le sujet ;
- Le second est relatif à la *relation exposition-réponse* c'est-à-dire le lien entre l'exposition et le nombre relatif des sujets touchés.

Cette typologie est d'une importance telle qu'elle détermine la relation de cause à effet qui permet de parvenir à une meilleure approche médicale des maladies professionnelles, et par conséquent, à la définition juridique de celles-ci.[87]

### V.2.2. Les modalités de révision de la liste de 1966

La révision de la liste congolaise des maladies professionnelles de 1966 doit être le dénouement d'un processus qui trouve son explication dans la politique de

[87] OIT, *op.cit,* p.2.

sécurité sociale du gouvernement telle que développée plus haut et qui serait l'œuvre de la tripartite réunie au sein du CNT.

Le point initial consisterait à recueillir et compiler à travers les études, missions et enquêtes préalables, les différentes données qui devront par la suite être communiquées aux travailleurs, employeurs et au Gouvernement par le biais de leurs représentants pour les observations, critiques et enrichissements ; ensuite pourra être élaboré un document synthèse ou document de travail qui fera l'objet d'analyse au sein de la structure tripartite qu'est le CNT.

En effet, cela suppose que se tienne, au préalable, la réunion d'experts sur la mise à jour de la liste des maladies professionnelles au Congo, réunion qui doit être initiée par le Ministre ayant l'Emploi, le Travail et la Prévoyance Sociale dans ses attributions, aux fins d'examiner le document de travail élaboré par les études et enquêtes préalables comme développé *supra*.

Avant d'être soumis au CNT, ce document de travail peut faire l'objet des consultations informelles préliminaires avec les employeurs réunis au sein de leurs corporations (FEC, ANEP, COPEMECO), avec les travailleurs et avec les employeurs et les travailleurs.

C'est à la suite de ces consultations informelles, que la tripartite se réunira au sein du CNT en session ordinaire pour dégager un consensus sur différents points relatifs à la version révisée de la liste des maladies professionnelles, en circonscrire la portée et le contenu réexaminés puis acceptés par les participants à la consultation.

C'est au terme de ce travail de mise à jour de la liste des maladies professionnelles, après le consensus dégagé au sujet de la portée et du contenu de la version révisée consécutivement aux consultations tripartites menées par le Gouvernement que pourra intervenir la formalisation de cette liste voulue extensible, progressive et révisable tous les trois ans, liste assortie de la mise en place des ressources qui permettent d'indemniser ces maladies.

### V.2.3. Préalables à l'expertise du CNT pour une réforme réaliste de la liste

Etant donné qu'une maladie à caractère professionnel est définie comme toute pathologie en rapport avec l'activité professionnelle mais ne faisant pas l'objet d'un tableau de maladies professionnelles indemnisables (MPI), le travail du CNT serait simplifié si les dispositions des textes organisant la sécurité sociale en République Démocratique du Congo imposaient à tout docteur en médecine et notamment les médecins des entreprises ou du travail la double obligation de déclarer à l'inspecteur du travail qui en informerait le médecin inspecteur provincial de l'emploi, travail et prévoyance sociale :

- tous symptômes d'imprégnation toxique et de toute maladie lorsqu'ils ont un caractère professionnel et figurent sur la liste établie.
- tous symptômes et toute maladie non compris dans cette liste, mais qui présentent à son avis un caractère professionnel.

Une telle disposition serait bénéfique du point de vue tant de la prévention des maladies professionnelles que d'une meilleure reconnaissance de la pathologie professionnelle ou de l'extension ou de la révision de la liste.

Ce système aura pour finalité de recueillir des informations sur des maladies professionnelles nouvelles qui pourraient devenir indemnisables.[88]

---

[88] Université médicale francophone, *Maladies professionnelles : définition et principes généraux*,

Il y a lieu de signaler, à ce niveau, que les travaux de CNT tenus à Kinshasa du 19 au 22 novembre 2012, soit plus de trois ans depuis, ont mis au point un projet de code congolais de sécurité sociale qui peine à voir le jour.

Ce projet maintien, dans la branche des risques professionnels, le système de liste de maladies professionnelles, et prévoit la mise à jour périodique de la liste de ces maladies,[89] sans pour autant déterminer cette périodicité ; ce qui est, à notre avis, une façon de poser le germe de la plus large élasticité de la révision souhaitée.

Le même projet introduit la notion de maladie présumée d'origine professionnelle, qu'il considère comme toute maladie caractérisée, non désignée dans la liste de maladies professionnelles, lorsqu'il est établi qu'elle est essentiellement et directement causée par le travail habituel de la victime et qu'elle entraine le décès ou une incapacité permanente de celle-ci.[90]

L'étude antérieurement réalisée dans les secteurs brassicole et textile congolais a permis d'identifier une série des maladies qui peuvent être retenues comme premières illustrations des affections éligibles à la liste à actualiser.

---

http://www.uvmt.org/campusmdt/intro/liste cours/MP.swf, visité le 26/11/010.

[89] Article 71 in fine du *projet de loi portant code de sécurité sociale,* Travaux du CNT, Kinshasa du 19-22 novembre 2012 ;

[90] Article 72 al.1, *Idem.*

## V.3. Les MCP des secteurs brassicole et textile susceptibles d'être intégrées dans la liste

Les affections identifiées à la BRALIMA et à la SOTEXKI, deux entreprises industrielles œuvrant dans la ville de KISANGANI, Province de la TSHOPO en République Démocratique du Congo, sont assorties des taux de récurrence par rapport aux effectifs des travailleurs concernés par chaque groupe, sur une période quinquennale.

Il en appert que certaines d'entre elles méritent d'être intégrées sous justification dans la liste des maladies professionnelles lors de la réforme envisagée au regard des critères susmentionnés.

Les paragraphes qui suivent entendent énumérer ces maladies les unes après les autres par société.

### V.3.1. Les maladies identifiées à la BRALIMA

La présentation des maladies à caractère professionnel découvertes à la BRALIMA et considérées éligibles à la liste à réformer des maladies professionnelles congolaises se fait par département avec possibilité de dégager les pathologies qui sont spécifiques à l'exposition au niveau de certains départements ou services.

**A.**Au niveau de la salle des machines à la *Technique*, il est fait recours à l'ammoniac dans le circuit de refroidissement de la production et au chlore qui irrite le système respiratoire avec risque d'asthme induit en cas d'exposition chronique.

Il y est également utilisé le dioxyde de carbone (CO2) lors du soutirage pour la mise en pression et la gazéification, tout comme le metabisulfite de potassium ;

le recourt à la soude caustique permet la correction du pH de l'eau alcoolisée et du pH de l'eau de la chaudière.

Il convient de faire observer que si l'ammoniac et le chlore sont deux produits chimiques, extrêmement dangereux, le dioxyde de carbone tue par asphyxie à partir d'un certain seuil et d'une certaine durée d'exposition ; l'inhalation du metabisulfite de potassium est cause des réactions asthmatiformes de sorte qu'un contact répété ou prolongé avec ce produit provoque la sensibilisation cutanée.

A la lumière du développement qui précède, il est identifié au département technique de la BRALIMA les affections suivantes :

- *Les maladies respiratoires* dues à l'inhalation de la soude caustique et aux émanations de l'ammoniac ;
- *les affections lombaires* dues aux différents mouvements, travaux lourds et à la position au travail.

Ces deux affections sont les plus émergentes au département technique où l'on peut ajouter *les affections de la peau* (dermatites allergiques) dues aux contacts avec les produits chimiques (la soude caustique, le chlorure de calcium).[91]

**B. A *l'Embouteillage*** où les mécanismes de production exigent la mise en œuvre de certains produits chimiques tel l'hydroxyde de sodium utilisé comme produit de nettoyage et où l'on note un niveau sonore qui excède généralement 90 dB dans les installations de soutirage, il est identifié les affections suivantes :

- *les affections cutanées* consécutives aux contacts avec l'hydroxyde de sodium qui irrite la peau, les yeux et les voies respiratoires ;

[91] LOKO MANTUONO G. c), *op.cit,* p.217.

- *les affections lombaires* dues aux différents mouvements, travaux lourds et à la position au travail ;

- *les maladies respiratoires* dues à l'inhalation des produits chimiques ;

- et *les troubles d'audition* qui sont, dans l'ensemble de la brasserie, spécifiques à l'embouteillage.

Bien que les troubles visuels (17,2%), la tension artérielle (8,6%), soient repérés dans ce département, ils ne peuvent être retenus faute de relation de causalité dans la double dimension exposition-effet et exposition-réponse.[92]

**C.A *la Fabrication*** interviennent comme agents pathogènes : les poussières de céréales à la meunerie, le dioxyde de carbone CO2 qui se forme au cours de la fermentation et dont l'inhalation à la concentration de 10% provoque une perte de connaissance, l'asphyxie, voire la mort et, la bière dont la consommation régulière et abusive conduit aux maladies reliées. Tout cela, outre la presque totalité des produits chimiques cités et utilisés à la technique susmentionnée.

Au niveau de ce département, les affections suivantes sont identifiées assorties de leurs fréquences :

- *les affections cutanées* (34,9%), une maladie en progression ;

- *les affections lombaires* (19,3%) ; une maladie en progression ;

- *les affections respiratoires* (6,7%) dues aux poussières végétales de la meunerie ;

- et *les maladies reliées à l'alcoolisme* 1,5% ;

Cette dernière affection fait la spécificité du département « fabrication » car, bien qu'à faible pourcentage à cause du contrôle efficace qui y est régulièrement effectué et de la sanction dissuasive, suivie de la prise en charge médicale immédiate de ceux qui sont

---

92 LOKO MANTUONO G. c), *op.cit,* p.218.

dépendants de l'alcool, cette affection est une menace réelle à la santé et mérite par conséquent d'être retenue.[93]

**D.A la *Logistique*** qui reçoit et stocke tous les intrants qu'elle met à la portée de la production, le personnel souffre beaucoup plus d' :

- *affections respiratoires* (21,9%), qui représentent le taux le plus élevé de toute l'usine au motif que ce département emmagasine tous les intrants dans leur état naturel de sorte que le personnel y affecté subit lors de la manipulation et du travail, les inhalations de toute nature susceptible de lui porter préjudice sanitaire ;
- *affections lombaires* (21,5%), une maladie en progression ;
- et *de maladies de la peau* (5,7%), une maladie constante.

En se fondant sur les critères objectifs prédéfinis et sur la comparaison avec les réglementations belge et française puis sur celle de l'OIT, l'on retient en définitif du fonctionnement de la BRALIMA, les maladies ci-après comme éligibles à la liste à réformer assorties de leurs correspondances comparatives :

-les *affections respiratoires* inscrites aux tableaux belge n° 66 bis et français n° RA 45 et RG 66 bis puis reconnues dans la liste de l'OIT sous la rubrique n° 2.1.9, 1.1.16, 1.1.34 et 1.1.40 tous relatifs au secteur brassicole ;

- les *affections lombaires* inscrites aux tableaux belge n° 98 et français n° RG 98 puis reconnues dans la liste de l'OIT sous la rubrique n° 1.2.7 tous relatifs au secteur brassicole ;
- les *affections cutanées* inscrites aux tableaux belge n° 46 et français n° RG 46 puis reconnues dans la liste de l'OIT sous les rubriques n° 2.2.1 et 2.2.2 tous relatifs au secteur brassicole ;

---

[93] *Idem p.219.*

- les *troubles d'audition* inscrits aux tableaux belge n° 42 et français n° RA 46 et RG 42 puis reconnus dans la liste de l'OIT sous la rubrique n° 1.2.1 tous relatifs au secteur brassicole ;
- et la *dépendance à l'alcool* qui entre dans la définition générique de l'OIT.

Toutes ces affections peuvent être regroupées comme suit au regard de la présentation de l'OIT :

**Maladies provoquées par Agents chimiques** : Intoxication aux produits chimiques.

**Maladies provoquées par les Agents physiques :** Affections lombaires et Troubles d'audition.

**Maladies respiratoires :** Obstructions des voies respiratoires.

**Maladies de la peau :** Affections cutanées de type dermatites.

**Troubles musculo-squelettiques :** Affections lombaires.

**Maladies qui touchent les organes-cible :** Maladies reliées à l'alcoolisme (hépatite, cirrhose de foie).

### V.3.2. Les maladies identifiées à la SOTEXKI

Comme pour la BRALIMA, la présentation des maladies à caractère professionnel décelées à la SOTEXKI et considérées éligibles à la nouvelle liste des maladies professionnelles que propose cette étude, se fait par département, assortie des pathologies spécifiques à l'exposition au niveau de chaque département.

**A. A la *Filature***, le personnel est exposé aux poussières de coton, aux débris de cotonnier, aux débris végétaux ainsi qu'aux endotoxines des bactéries Gram négatif, tous présents sur les fibres.

Cette situation fait qu'au niveau de ce département l'on puisse retenir les maladies suivantes à intégrer dans la nouvelle liste :

- *la toux avec 65,7%* ; la *dysphagie* avec 25%, la *rhinite* avec 24% ; la *conjonctivite* avec 23,5% ;
- les *affections lombaires* avec 68,1% dues à la position débout devant les machines et à la manutention de certaines charges,
- les *douleurs thoraciques* avec 32,8%,
- et l'*hypoacousie* ou la perte d'acuité auditive.[94]

Toutes ces maladies sont en progression, et l'analyse qualitative (clinique) révèle que c'est la longue exposition aux poussières de coton et leurs dérivés qui sont à la base de toutes ces affections hormis les affections lombaires.

En dehors de ces affections, il convient quand même de relever qu'il y a des maladies qui soit font la spécificité de ce département ou y ont un taux plus élevé que dans le reste de l'usine ; il y a les *dermatites, les mycoses et l'eczéma.*

**B. Au *Tissage*,** il y a comme agents pathogènes**,** les poussières de coton et ses dérivés, le bruit assourdissant des niveaux généralement supérieurs à 90 dB et pouvant même dépasser 100 dB *et la manutention* des charges à soulever ainsi que la position débout au travail souvent pendant plus de huit heures. Il y est retenu en ordre décroissant :

- les *affections lombaires* 45,2%, - *la toux* 40,1% ; - les *douleurs thoraciques* 26% ;
- les *rhinites* 15,4% ; - la *dysphagie* 15,1% ; - la *conjonctivite* 12% ;
- et *l'hypoacousie* 8,4%.[95]

---

[94] LOKO MANTUONO G.c), *op.cit*, p.221.

[95] *Idem* pp. 221-222.

La presque totalité de ces maladies sont en progression.

**C. Au *Finissage*,** interviennent des colorants pigmentaires et réactifs. Etant souvent de granulométrie fréquemment fine pour faciliter la dissolution ou la dispersion, les colorants réactifs sont facilement inhalables.

L'on enregistre aussi au département « finissage » une grande utilisation des auxiliaires aux différentes étapes de nettoyage, du blanchiment, de la teinture, de la pesée, de la cuisine impression, de l'ennoblissement de la fibre et des solvants organiques qui interviennent dans la teinture ou le nettoyage des machines.

Dans cet environnement de travail, les pathologies suivantes peuvent être éligibles à la liste à réformer :

- les *affections lombaires* 39,1%, - *la toux* 34,9% ;
- les *douleurs thoraciques* 19,5% ;
- la *dysphagie* 19,5% ; - la *conjonctivite* 15,4% ;
- les *rhinites* 9,5% ; - et les *mycoses* 8,9%.[96]

Il convient de faire observer que les troubles de vision qui, dans ce département, représentent 12,4%, concernent particulièrement la salle de dessin.

Tout le personnel qui y travaille est porteur des lunettes de correction. Les faits sont tels qu'en dépit de l'ancienneté dont la moyenne est de 35 ans et de l'âge moyen du personnel qui se situe à 55 ans, il faut compter également avec la très forte luminosité (+ de 600 lux) associée à la réflexion des écrans des ordinateurs utilisés en permanence et au contraste que provoque la fréquentation de chambre noire pour le développement de films en vue de la gravure.

Ainsi, en se fondant sur les critères objectifs prédéfinis et sur la comparaison avec les réglementations belge et

---

[96] LOKO MANTUONO G c), *op.cit*, p.222.

française puis sur celle de l'OIT, il a été retenu en définitif du fonctionnement de la SOTEXKI, les maladies ci-après comme éligibles à la liste à réformer, assorties de leurs correspondances comparatives :

-la *toux ou affections respiratoires* consécutives à l'inhalation de poussières textiles végétales, inscrites aux tableaux belge n° 90 et français n° RA 54 et RG 66 bis et 90 puis reconnues dans la liste de l'OIT sous la rubrique n° 2.1.9 et 2.1.6 tous relatifs aux activités qui se déploient dans le secteur textile ;

- les *rhinites* inscrites aux tableaux belge n° 66 et français n° RG 66 puis reconnues dans la liste de l'OIT sous la rubrique n° 1.1.41 et 1.3.9 tous relatifs aux activités qui se déploient dans le secteur textile ;

- la *dysphagie* provoquée par les agents chimiques, biologiques et parasitaires reconnue dans la liste de l'OIT sous la rubrique n°1.1.41 et 1.3.9.

- la *conjonctivite* inscrite aux tableaux belge n° RA 44 et RG 84 et français n° 44 RA puis reconnue dans la liste de l'OIT sous la rubrique n° 1.1.41 et 1.3.9.

- les *douleurs thoraciques* inscrites aux tableaux belge n° 90 et français n° RA 54 et RG 66 bis et 90 puis reconnues dans la liste de l'OIT sous la rubrique n° 2.1.9 et 2.1.6 et 2.3.8 ;

- les affections lombaires inscrites aux tableaux belge n° 98 et français n° RG 98 puis reconnues dans la liste de l'OIT sous la rubrique n° 1.2.7 et 2.3.8 ;

- *troubles d'audition* (hypoacousie) inscrits aux tableaux belge n° 42 et français n° RG 42 puis reconnus dans la liste de l'OIT sous la rubrique n° 1.2.1 tous relatifs aux activités qui se déploient dans le secteur textile ;

- les *affections cutanées* (mycoses, eczéma, autres dermatoses…) inscrites aux tableaux belge n° 46 et 65 français n° 44 RA et 65 RG puis reconnues dans la liste de l'OIT sous la rubrique n° 2.2.2 et 2.2.4 tous relatifs aux activités qui se déploient dans le secteur textile ;

- et *les troubles de vision* reconnus dans la liste de l'OIT sous la rubrique n° 1.2.5. [97]

Toutes ces affections peuvent être regroupées comme suit au regard de la présentation de l'OIT :

**Maladies provoquées par Agents chimiques :** conjonctivite, rhinites, dysphagie et troubles de vision.

**Maladies provoquées par les Agents physiques :** affections lombaires, douleurs thoraciques, troubles d'audition (Hypoacousie).

**Maladies provoquées par les agents biologiques et maladies infectieuses ou parasitaires :** conjonctivite, rhinites, dysphagie, toux, troubles de vision et douleurs thoraciques.

**Maladies respiratoires :** toux et rhinites.

**Maladies de la peau :** Les affections cutanées (mycose, eczéma, autres dermatoses).

**Troubles musculo-squelettiques :** affections lombaires et douleurs thoraciques.

Il sied de signaler que les maladies professionnelles sont souvent la résultante de plusieurs traumatismes. Ainsi, par exemple, la dysphagie (comme symptôme) peut au départ, être provoquée par l'irritation de la gorge par un agent chimique, irritation qui peut entrainer une surinfection par un agent biologique (bactérie, virus,…), capable d'entretenir une prolongation de la dysphagie alors que le travailleur n'est plus exposé à l'irritation chimique.

C'est pour cette raison que la dysphagie se retrouve aussi bien sous la rubrique « maladies provoquées par les agents chimiques, cas du finissage » que sous celle « des maladies provoquées par les agents biologiques, maladies

---

[97] LOKO MANTUONO G. c), *op.cit*, pp.223-224.

infectieuses et parasitaires, cas de la filature et du tissage avec les débris de coton ».

L'exemple de la dysphagie peut d'une façon similaire être évoqué pour la conjonctivite, les rhinites, la toux, les affections lombaires voire les douleurs thoraciques.

La sélection de toutes les affections reconnues éligibles à la liste des maladies professionnelles indemnisables en RDC n'est pas le fruit du hasard ou d'un simple mimétisme.

### V.3.3. Appréciation de la sélection des maladies à caractère professionnel éligibles à la liste des MPI

#### *A. Justification tirée de l'Annexe au circulaire n° DTPS/BCE/1023/1/78 du 19 décembre 1978 pris en exécution de l'arrêté n° 78/004 du 23 janvier 1978*

Ce tableau établi en 1978 par l'annexe à la circulaire susmentionnée, est une reproduction de celui dressé par le législateur colonial à travers l'Ordonnance n°41/48 du 12/02/1953 sur les établissements dangereux, insalubres et incommodes.

Les deux textes comme soulignés dans l'analyse précédente[98] considèrent insalubres et incommodes puis générateurs de nuisance en milieu professionnel, la filature de coton avec pour danger la poussière et le bruit, l'impression sur tissus en général avec pour danger les maladies professionnelles, et les bouteilleries avec pour dangers les bruit et poussières.

Bien que ces dangers reconnus depuis 1953 demeurent réels jusqu'ores, ils ne figurent pas sur la liste de 1966. Voilà pourquoi ils doivent être réintégrés dans le cadre de la réforme envisagée dans le présent ouvrage.

[98] Cf. pp. 45-46, 48- 49.

### *B. A la BRALIMA*

En général, l'intoxication aux produits chimiques est dans l'ensemble minime avec un taux global moyen de 0,4% et un seul taux élevé à l'embouteillage soit 1,7%, du fait qu'il y est fait recours aux produits chimiques en faible quantité particulièrement au niveau de la fabrication, pour la maîtrise de paramètre chimique ou biochimique dans le brassage.

En sus, les mécanismes de protection en rapport avec la sécurité et la santé au travail sont d'application restrictive et rigoureuse, assortis des sanctions pouvant aller jusqu'au licenciement du travailleur réfractaire.

### *C. A la SOTEXKI*

En ce qui concerne l'exposition à la poussière de fibres du coton à la filature et au tissage, la byssinose n'a pas été retenue aux motifs ci-après :

L'agent étiologique et le mécanisme pathogène de la byssinose restent inconnus de sorte qu'il n'existe malheureusement à ce jour aucun test simple pour confirmer un diagnostic de byssinose.

Celui-ci doit être posé sur la base des signes physiques et fonctionnels présentés par le sujet et des connaissances du médecin quant au contexte clinique et industriel susceptible de favoriser cette pathologie. Bien qu'elles ne soient pas toujours spécifiques, les données sur la fonction respiratoire peuvent être très utiles pour poser le diagnostic et déterminer la gravité des troubles.

C'est donc pour ces raisons que l'étude s'est limitée aux constrictions thoraciques et toux affectant les fonctions respiratoires et qui sont en elles-mêmes des affections liées à l'exposition du personnel aux poussières et débris du coton.

Quant aux affections cutanées, il y a lieu de souligner que les agents chimiques et organiques agissent sur le corps, dans un cadre professionnel, essentiellement par contact cutané, par inhalation au niveau du système respiratoire sur la muqueuse conjonctivale et par ingestion accidentelle ou par négligence.

Le mécanisme le plus important rencontré dans les dermatoses professionnelles est d'ordre allergique.

L'éclosion des phénomènes allergiques passe toujours par une période de latence qui prend habituellement un délai minimal de 3 jours. Mais ce délai peut s'étendre à plusieurs mois voir années ; le facteur individuel intervient donc pour voir se raccourcir ce délai ou au contraire rendre très complexe l'interrogatoire quand on sait qu'une sensibilisation préalable aux corps incriminés peut l'être sur une longue période.

Le médecin de la SOTEXKI n'a retenu pour la période de l'étude qu'un seul cas clinique rattachable à une dermatose professionnelle.

Cependant, lors de la descente effectuée sur les lieux de travail à l'occasion de l'enquête initiée dans le cadre de la présente étude, il s'est rendu compte de l'existence de beaucoup de cas non déclarés à l'hôpital pour ce qui est de dermatite chronique du type eczéma, cas qui seraient dus à l'inobservance de consignes de sécurité et d'hygiène en rapport avec le port des équipements de protection ; voilà pourquoi, malgré les statistiques qui ne sont pas encourageantes pour ces pathologies, elles ont été retenues au chapitre des affections cutanées qui englobent les dermatoses, dermatites, urticaires et les cas d'eczéma.

En ce qui concerne le système respiratoire, relevons qu'un certain nombre de travailleurs ont été consultés pour rhinites, pharyngite et bronchite par la suite d'une exposition lors de la manipulation des colorants en poudre.

L'effet irritatif des produits chimiques et organiques ainsi que les récidives constatées chez les mêmes personnes dans les mêmes circonstances amènent l'étude à retenir cette pathologie eu-égard à la chronicité des manifestations respiratoires car des modifications indélébiles des structures de la muqueuse nasale, bronchique et pulmonaire sont susceptibles de nuisance à la fonction respiratoire.

Enfin, la conjonctive a été retenue car, comme la muqueuse digestive du système respiratoire et la muqueuse digestive, elle réagit à l'irritation par produit chimique ou organique ; par conséquent, les personnes exposées pendant de longues périodes à ce traumatisme présentent des troubles divers de l'acuité visuelle à laquelle l'irritation conjonctivale s'ajoute.

Signalons que les deux sociétés qui organisent chacune le service médical interne, soumettent les travailleurs aux tests d'aptitude physique lors de l'embauche et aux visites annuelles de révision lors de retour du congé de reconstitution.

Ces procédés qui permettent d'avoir une idée sur les antécédents des travailleurs, sont tout autant utiles dans l'appréciation de l'origine de certaines affections surtout pour savoir si les travailleurs en ont présenté les signes avant l'embauche ou pas.

Toutes les analyses qui précèdent posent en tant que prémices, les bases en faveur de l'extension de la liste congolaise de 1966 sur les maladies professionnelles.

Cette étude serait incomplète, après toutes les analyses y consacrées, si ne sont pas examinées les motivations de la flexibilité de la liste congolaise des maladies professionnelles, matières qui feront l'objet du sixième chapitre

# Chapitre six : Plaidoyer pour la réforme de la sécurité sociale congolaise et intérêts de l'extension de la liste des maladies professionnelles

Ce chapitre donne les motivations profondes de l'extension de la liste congolaise de 1966 et la nécessité de réorganiser la médecine préventive du travail.

Il compte trois sections respectivement relatives aux motivations en faveur de l'extension (1), aux modalités de l'exécution de la réforme proposée (2), au choix du système congolais adapté à la réforme et à la nécessité de réorganisation de la médecine du travail en République Démocratique du Congo (3).

La réforme envisagée vise à formuler de réponses aux nouvelles réalités et à dégager une vision d'ensemble pour l'avenir.

Cette démarche de restructuration se doit d'être exempte de toute appréhension dans la remise en cause de ce qui a été fait jusqu'ici pour montrer le respect qu'on attache aux valeurs permanentes au regard de nouvelles réalités. Il convient donc de relever courageusement le défi que comporte la publication de la nouvelle liste afin de faire œuvre utile au cours de prochaines décennies. Cette démarche urgente et inévitable passe par une réflexion multidisciplinaire en faveur d'une nouvelle vision d'ensemble.

## VI.1. Les motivations en faveur de l'extension de la liste de 1966

Les motivations en faveur de l'extension de la liste de 1966 sont de divers ordres ; elles touchent tant aux maladies spécifiques identifiées dans chaque secteur, à la situation des victimes, au caractère du droit à protéger, à la percée technologique, aux innovations industrielles et aux nouveaux risques.

Signalons en passant que dans la dernière décennie, seuls quatre cas de maladies professionnelles ont été déclarés et ce, dans la seule ancienne province du Katanga pour l'ensemble de la république.[99]

Cette situation, loin de refléter l'organisation d'une meilleure protection préventive en faveur des travailleurs congolais qui seraient moins exposés à des risques professionnels, signifie tout simplement qu'en dehors des statistiques parcellaires, la liste de 1966 n'offre pas une couverture suffisante de sécurité sociale par rapport aux risques évidents générés par les activités réalisées dans toutes les entreprises confondues qui opèrent en RDC, et partant, cette liste n'est plus celle qu'il faut pour la RDC de ce jour.

Plusieurs motivations militent pour la réforme et l'extension de cette liste.

### VI.1.1. Argument fondé sur le progrès et l'apparition des nouveaux risques

Face aux multiples défis du monde actuel marqué par les nouvelles technologies et les nouveaux modes de travail qui font apparaître de nouveaux risques, il faut

---

[99] CIPRES, *Présentation de la situation de sécurité sociale en République Démocratique du Congo*, Brazzaville, 11-19 novembre 2010.

concevoir des mesures appropriées de sécurité et de santé, de prise en charge et d'indemnisation des victimes d'accidents du travail et de maladies professionnelles en veillant à la prévention en milieu de travail.

Dans la même veine, Sameera Al-Tawaijri, directrice du Programme focal du BIT sur la sécurité, la santé et l'environnement au travail, qui dégage l'urgence de réviser la liste des maladies professionnelles, déclare : « le nombre de facteurs physiques, chimiques, biologiques et psychosociaux qui affectent la santé des travailleurs est en hausse constante, de même que le nombre de maladies professionnelles incluses dans les programmes nationaux de sécurité et de santé au travail et dans les mécanismes d'indemnisation. »

C'est pourquoi, souligne-t-elle, « il est nécessaire de réviser régulièrement la liste des maladies professionnelles et d'y ajouter les affections qui viennent d'être reconnues comme professionnelles afin d'optimiser l'efficacité des stratégies de prévention et d'adapter les régimes d'indemnisation. »[100]

## VI.1.2. Argument relatif au caractère fondamental du droit protégé et à la victime non sécurisée

### *A. Argument inhérent au caractère fondamental du droit protégé*

Pour l'OIT, le droit à la sécurité et à la santé au travail est un droit humain fondamental qui mérite une protection spécifique et une attention privilégiée de la part des Etats.

Il est également un droit constitutionnel en ce qu'il est garanti par les Constitutions de nombreux Etats de sorte

[100] OIT, *Les nouvelles du BIT, op.cit.*

qu'à ce jour, la plupart des pays disposent d'un système ou d'un autre de sécurité sociale.

C'est dans ce cadre que la Constitution en vigueur en RDC dispose que l'Etat garantit le droit au travail, la protection contre le chômage et une rémunération équitable et satisfaisante assurant au travailleur ainsi qu'à sa famille une existence conforme à la dignité humaine, complétée *par tous les autres moyens de protection sociale, notamment, la pension de retraite et la rente viagère.*[101]

A juste titre, pour l'OIT « Le travail décent peut s'appréhender à travers quatre objectifs stratégiques : les principes et droits fondamentaux au travail et les normes internationales du travail ; les possibilités d'emploi et de rémunération ; *la protection et la sécurité sociales* ; le *dialogue social et le tripartisme*.

Ces objectifs valent pour tous, hommes et femmes, dans l'économie formelle ou non, qu'ils occupent un emploi salarié ou travaillent à leur compte, dans les champs, les usines ou les bureaux, à domicile ou à l'extérieur ».[102]

### B. Argument lié au sort de la victime et de sa famille

Dans l'état actuel de la législation congolaise, une maladie à caractère professionnel est tout simplement une maladie ordinaire non couverte par le régime de sécurité sociale régissant la branche des risques professionnels.

---

[101] Article 36 de la Constitution de la République Démocratique du Congo modifiée par la loi n°11/002 du 20 janvier 2011 portant révision de certains articles de la constitution de la République Démocratique du Congo du 18 février 2006 (Textes coordonnés), *in J.O RDC,* n° spécial, 52ème année, février 2011.

[102] Association Adéquations, l'Organisation Internationale du Travail, Extrait mis en ligne en 2008
http://www.adequations.org/spip.php?article563, site visité le 16 mars 2015.

Par conséquent, le travailleur-victime de ce type des maladies peut se voir tout simplement appliqué l'article 60a du code du travail qui autorise son licenciement après six mois d'incapacité d'exécuter le contrat.

La législation qui devrait le sécuriser ne prévoit aucune possibilité de reclassement professionnel ni de conversion.

En outre, les prestations de l'employeur dans l'hypothèse d'une telle résiliation du contrat de travail n'ont souvent pas de commune mesure avec les avantages dont la victime aurait bénéficié de la part de la sécurité sociale.

Au demeurant, cette étude a révélé que les avantages que les employeurs entendent accorder dans ce cadre, à travers leurs sources professionnelles, dépendent d'abord de leur discrétionnaire appréciation et ne représentent pas ce qu'aurait la victime si elle avait été éligible aux mécanismes de protection sociale surtout quand l'on sait que les maladies à caractère professionnel peuvent généralement générer la perte totale de capacité au travail et de gain.

Le sort de la famille de la victime est différemment traité en cas de décès ou d'incapacité permanente selon que la maladie est couverte par le régime de la sécurité sociale ou qu'elle n'est pas reconnue.

Dans ce dernier cas, le droit commun est muet et lacunaire au sujet des avantages à allouer à la famille de celui qui, par son travail, a sacrifié sa vie pour la construction de l'Entreprise.

### *C. Motivation fondée sur la psychologie de la victime*

Le système actuel de liste fermée véhicule le message démotivant et démobilisant qui affecte la psychologie de la victime, en lui démontrant que pour autant que sa santé à lui soit altérée, cela n'est pas forcément gravissime car elle va de toute façon s'abîmer.

Une telle perception de la victime l'amène à se rendre compte que ce qu'elle dépense comme énergie, par son dur travail, n'est pas reconnu par la société congolaise qui refuse de lui accorder, dans son cas, le bénéfice de la sécurité sociale et donc la réparation au sens financier du terme sauf si son cas tombe dans la liste du tableau, cela bien qu'elle ait valablement contribué quelque part à la construction de son entreprise et de son pays.

Evoluer dans cette optique serait construire la société sur base des fractures sociales dangereuses faites de l'injustice au moment où, de par ses responsabilités, l'Etat doit garantir à tous les administrés l'égalité de traitements surtout lorsqu'ils se trouvent dans les mêmes circonstances et conditions objectives de temps et des lieux.

### VI.1.3. Argument tiré du respect des engagements découlant de la Recommandation OIT R 194

Les paragraphes 4 et 6 de la recommandation OIT R 194 relative à la liste des maladies professionnelles, et la Convention OIT 121 énoncent les obligations des parties qui doivent être prises en considération par les États-parties signataires.

Relevons-en ce qui la concerne, que la recommandation R 194 présente les caractéristiques d'une recommandation contrôlée qui impose aux Etats l'obligation de motiver auprès de l'OIT le refus ou la résistance à observer les clauses qui en découlent.

Elle s'apparente aussi à une recommandation de résultat qui rend obligatoire le but à atteindre tout en laissant aux États la liberté du choix des moyens.

#### *A. Paragraphe 4 de la recommandation 194 OIT*

Selon le paragraphe 4 de la recommandation OIT R 194, la liste nationale des maladies professionnelles *devrait être réexaminée et mise à jour en tenant compte de la dernière liste actualisée conformément au paragraphe 3* qui dispose :

« La liste annexée à la présente recommandation devrait être périodiquement réexaminée et mise à jour par le biais de réunions tripartites d'experts convoquées par le Conseil d'administration du Bureau International du Travail. Toute nouvelle liste ainsi établie sera soumise au Conseil d'administration pour approbation et, une fois approuvée, elle remplacera la liste précédente et sera communiquée aux Membres de l'Organisation Internationale du Travail. »

### *B. Paragraphe 6 de la recommandation 194 OIT*

Le paragraphe 6 de la recommandation de l'OIT n° R 194 précise que tout Membre devrait fournir annuellement au Bureau International du Travail des statistiques exhaustives sur les accidents du travail et les maladies professionnelles et, lorsque cela est approprié, sur les événements dangereux et les accidents de trajet, en vue de faciliter l'échange et la comparaison internationale de ces statistiques.[103]

C'est ici le lieu de faire remarquer que le fait de ne pas se conformer aux recommandations formulées par une institution internationale à laquelle on déclare librement appartenir dans le concert de nations tout comme le fait de résister à adapter ou à actualiser sa législation aux recommandations pourtant jugées vitales par ladite Organisation, ne saurait nullement justifier la persistance d'appartenance à ladite organisation émettrice de normes ; mais il aurait pour effet de ternir l'image de marque de l'État conservateur pour sa résistance au changement au

[103] OIT, *recommandation 194*, disponible sur www.ilo.org/public/english/standards/relm/ilc/ilc90/pdf/rec-194.pdf, visité le 23/12/2010.

point de l'exposer à l'indignité et à la réprobation d'autres États-membres.

### *C. La Convention 121 OIT ratifiée le 05/09/1967 par la RDC*

La Convention 121 de l'OIT permet de modifier, sans devoir adopter une nouvelle Convention, le tableau contenant une liste de maladies professionnelles ouvrant droit à des prestations, avec obligation pour un État ratifiant (comme la RDC) de reconnaître, à tout le moins, l'origine professionnelle de toutes les maladies figurant sur la liste.

A cet effet, il sied de rappeler que la CEACR attend du Gouvernement de la RDC d'ajouter à la liste des maladies professionnelles les maladies causées par les dérivés halogénés toxiques des hydrocarbures de la série grasse ainsi que celles dues au benzène ou à ses homologues toxiques, conformément à l'*article 8* de la convention 121 qui doit recevoir plein effet.

L'on peut également s'appuyer sur l'engagement pris *illo tempore* (en 2009) par le Gouvernement congolais de communiquer à la CEACR la liste élargie des maladies professionnelles dès qu'elle sera adoptée par le Conseil national du travail.[104]

Vu le temps écoulé depuis, il y a lieu de vite convoquer le CNT pour établir la nouvelle liste des maladies professionnelles et fournir les informations concernant l'application des autres dispositions susmentionnées de la convention.

---

[104] Cf. développement fait dans les pages 105 -106 du présent ouvrage.

### VI.1.4. Argument découlant de l'expérience des pays de la sous-région de l'Afrique Centrale et de la CIPRES

L'expérience des pays membres de la CIPRES, Organisation sous régionale de prévoyance sociale de l'Afrique Centrale à laquelle appartient la RDC, peut offrir à celle-ci des références et raisons solides de réformer sa législation sur la liste des maladies professionnelles.

Il s'est tenu à BRAZZAVILLE en novembre 2010 entre les pays francophones d'Afrique, le sommet de la Conférence Interafricaine de la Prévoyance Sociale, laquelle a adopté une nouvelle liste de 93 maladies avec charge pour les Etats membres dont la RDC d'actualiser chacun sa liste en tenant compte de ce qui a été fait lors de cette rencontre.

Consécutivement aux décisions et recommandations prises par cette Conférence, l'interventionnisme étatique sur la liste des maladies professionnelles applicable aux différents pays de la sous-région de l'Afrique Centrale, présente un état des lieux qui devrait interpeller les pouvoirs publics congolais demeurés totalement conservateurs en la matière.

**A. Au Cameroun**, la première liste des maladies professionnelles indemnisables contenait 42 tableaux remonte au 19 Mars 1962, en vertu de l'arrêté n°005/MTLS/SS/.

Vingt-deux ans plus tard soit le 26 Novembre 1984, l'arrêté 038/MTLS/IMT a dû ajouter deux autres tableaux en ramenant ainsi la liste à 44 tableaux de MPI jusqu'en 2009 soit 25 ans après, quand, des médecins du travail, la Société Camerounaise de la Sécurité et Santé au Travail (SCSST) et l'association des médecins de santé au travail (AMSTC) ont, sur base d'une collecte rigoureuse des données et d'analyse, proposé en octobre 2009, la réactualisation de 16 tableaux sur les 44 anciens, et l'identification de 55 nouveaux tableaux portant ainsi la liste des maladies professionnelles indemnisables à 99 tableaux.[105]

**B. Au Congo Brazzaville**, la liste des tableaux des maladies professionnelles a été réactualisée une seule fois faisant passer le nombre des tableaux de 39 à 48.

**C. Au Gabon**, c'est en application des dispositions du code de sécurité sociale que le décret n° 00017/PR du 01 Février 1967 a fixé les modalités de déclaration et de réparation des maladies professionnelles indemnisables. La liste gabonaise qui comporte 40 tableaux était en cours de révision pour être ramenée à 53 tableaux après une étude menée de mars 2008 à avril 2010.[106]

**D. Au Bénin,** la branche des accidents de travail et maladies professionnelles a été instituée par l'ordonnance N°10PCM du 21 mars 1959. Depuis lors, la première liste de maladies professionnelles composée de 29 maladies a été révisée par le décret n° 88-358 du 02 septembre 1998.

Cette révision a passé la liste de 29 à 50 maladies. La troisième liste en cours d'adoption pourrait passer de 50 à 98 maladies professionnelles. En outre, la Caisse Nationale de Sécurité Sociale béninoise (CNSS) est actuellement régie par la loi 98-019 du 21 mars 2003

---

[105] CIPRES, *Liste des maladies professionnelles indemnisables au Cameroun*, exposé de la délégation camerounaise à la rencontre de Brazzaville, 11-19 novembre 2010.

[106] MAKAYA J., *Etat des lieux et propositions de listes harmonisées : notes de présentation du Gabon*, CIPRES, BRAZZAVILLE du 11-19 novembre 2010, p.4.

portant Code de Sécurité Sociale en République du Bénin.[107]

**E. Au Burkina Faso,** la reconnaissance des maladies professionnelles se fonde essentiellement sur les tableaux dont la première liste a été élaborée en 1959 et comportait 29 maladies professionnelles ; en 1996, le décret n°96-355/PRES/PM/MS/METSS portait le nombre de ces maladies à 53.

Au cours de l'année 2009, en date du 7 mai, le décret n° 2009/270/PRES/PM/MFPRE/MS/MTE/MTSS/MJ/DEI a refixé la liste des maladies professionnelles et annexes. En date du 8 octobre 2008, il a été créé, par l'arrêté n° 2008-024/MS/MTSS/SG/DGPS, un comité de reconnaissance des maladies à caractère professionnel.[108]

Ces différents cas offrent à la République Démocratique du Congo dont la liste ne contient que 16 tableaux depuis 1966, des exemples dignes d'être imités en adaptant l'essentiel à ses réalités.

**F. En RDC**

A travers l'approche comparative entre les pays membres de la CIPRES, pays situés au même niveau de développement économique que la RDC, le tableau 9 de la page 210 illustre le grand retard enregistré par celle-ci pour ce qui est de l'actualisation de sa liste de maladies professionnelles et rend évidente l'urgence qu'il y a à le faire sans tarder.

Les chiffres de ce tableau renseignent sur *la léthargie de l'autorité congolaise, sur son peu d'intérêt ou son manque de volonté politique à s'occuper d'une question*

---

[107] CNSS, *l'assurance d'une meilleure protection pour la vie*, mémorandum sur les maladies professionnelles présenté à la rencontre de CIPRES, Brazzaville le 15/11/010, p. 6-7.

[108] CIPRES, *Les maladies professionnelles au BURKINA FASO*, rencontre de Brazzaville, le 17 novembre 2010, pp.2-5.

*aussi importante liée à un des aspects fondamentaux des droits humains,* que celle des maladies professionnelles dans un monde de travail en pleine mutation.

Ainsi, au regard de l'évolution industrielle et du progrès technique enregistrés depuis, et en considérant les cas nouveaux demeurés sans couverture de sécurité sociale mais éligibles à la notion des maladies professionnelles, il devient impérieux que le CNT se réunisse en session ordinaire, pour dégager un consensus sur différents points relatifs à la version de la liste des maladies professionnelles à réviser, par secteurs d'activités.

Les recommandations de résultat découlant de la CIPRES, imposent à la RDC qui prend part à toutes les assises de l'OIT, et depuis un certain temps à celles de la CIPRES, de se fonder sur des raisons réelles et justifiées afin de procéder à la révision de sa liste vieille de près de 50 ans et limitée à 16 maladies au moment où nombre de pays africains voisins et francophones d'Afrique, membres de la Conférence Interafricaine de la Prévoyance Sociale, ont de nouveaux tableaux contenant plus de 50 maladies professionnelles.

### VI.1.5. Argument tiré de l'anachronisme de la liste de 1966

Le législateur colonial a pu intervenir cinq fois sur une période de cinq ans soit de 1946-1951, pour règlementer la liste des maladies professionnelles.

En 1946, il l'a fait avec 9 maladies, en 1947 avec 16 maladies parmi lesquelles *la surdité provoquée par le travail dans le bruit,* en 1949 avec 12 maladies, en juin 1951 avec 13 maladies et en juillet 1951 avec les 13 maladies *assorties de la précision pour l'acide cyanhydrique comme responsable des risques des maladies professionnelles lors de l'impression des tissus.*

Le législateur du Congo indépendant, par contre, par rapport à la réglementation coloniale considérée globalement, n'ajoute, dans sa liste de 1966, que *deux nouvelles maladies* dont l'une causée par *le béryllium* et l'autre causée par *le manganèse et leurs composés toxiques*.

Il procède en même temps à la réduction du champ d'application d'autres maladies, c'est le cas *des pneumoconioses* où il précise comme agents pathogènes « des *poussières minérales au lieu des poussières industrielles* » plus générales.

Il omet cependant :

- *l'intoxication par l'acide cyanhydrique et les intoxications par les amalgames de mercure*, avec les conséquences directes de ces intoxications, prévues dans le texte de 1949 tel que modifié en 1951.
- Les risques des *agents pathogènes rencontrés dans les brasseries* (les vapeurs, la fumée, les odeurs et le bruit),
- *dans l'industrie textile* (danger de la filature de coton notamment, les odeurs, les buées, bruit, trépidations, danger d'incendie)
- et au niveau *de l'impression sur tissus en général*, (les odeurs, vapeurs, liquides acides ou salins, danger d'incendie et de maladie professionnelle).

Ce législateur du Congo indépendant n'a pas évolué malgré le constat régulièrement fait à travers la circulaire DTPS/BCE/1023/1/78 du 19 décembre 1978 sur le danger des (de la) :

- *poussière et du bruit provoqués par la filature de coton,*
- *maladies professionnelles dues à l'impression sur tissus en général,*
- *poussières, des bruits, des émanations insalubres et nuisibles et d'intoxication consécutifs aux bouteilleries.*

En outre, la RDC n'a toujours pas réservé à la CEACR la suite qu'elle attend de son Gouvernement d'ajouter à la liste des maladies professionnelles les maladies causées par les dérivés halogénés toxiques des hydrocarbures de la série grasse ainsi que celles dues au benzène ou à ses homologues toxiques, conformément à l'*article 8* de la convention 121.

Enfin, de trente (30) affections globalement règlementées en RDC de 1946 à 1966, la dernière liste ne contient que 16 maladies demeurées immuables pendant près de 50 ans, alors que la puissance coloniale, elle-même, a aujourd'hui beaucoup évolué en la matière avec plus de 118 tableaux des maladies professionnelles pour le Royaume de Belgique.

Certes, s'il ne fait l'ombre d'aucun doute, à la lumière des motivations susmentionnées, que la réforme est justifiée ; il faut, cependant, pour son exécution, réunir les conditions de son efficacité.

## VI.2. Préalables à la mise en œuvre de la réforme proposée

L'exécution de la réforme que propose l'étude suppose, au préalable, la mise à disposition de moyens suffisants pouvant permettre d'atteindre les objectifs que l'on entend s'assigner, ce qui passe par la mobilisation de ressources nécessaires, et en appelle à d'autres réformes subséquentes, celle du système actuel de cotisation sociale et celle sur la nouvelle vision de la caisse de la sécurité sociale.

### *A. Conception d'une cartographie des entreprises*

L'exécution de la réforme exige la mobilisation d'importants moyens financiers de peur qu'elle ne soit un mort-né et vouée à l'échec.

Une des méthodes de mobilisation desdits moyens financiers consisterait à concevoir la cartographie des entreprises par secteur d'activités, afin de les classer selon le degré de nocivité et de gravité des risques que génèrent leurs fonctionnements.

Cette cartographie que nous voulons participative va permettre de générer de revenus à la caisse de sécurité sociale en agissant sur le relèvement du niveau des cotisations qui serait proportionnel à l'importance et la typologie des risques créés par catégorie d'entreprises et par secteur professionnel.

Elle va motiver l'organisation de la prévention et la conception des caisses complémentaires destinées à suppléer aux insuffisances de la caisse congolaises de sécurité sociale, l'INSS, régie par le système d'uniformité des taux de cotisations.

L'expérience de la cartographie participative des risques professionnels, issue de la réunion des experts appartenant à plusieurs domaines, a déjà été tentée entre partenaires dans certains pays africains notamment le Bénin, le Cameroun, le Maroc et la Tunisie.

A travers cette cartographie, ces pays ont regroupé les entreprises selon les risques que génèrent leurs activités en fixant la hauteur différenciée de cotisation à charge exclusive des employeurs selon l'importance des risques créés, de manière à garantir l'efficacité des interventions de la sécurité sociale.

Cette catégorisation se présente comme suit :

- les entreprises à très hauts risques (4 %)
- les entreprises à hauts risques (3 %)
- les entreprises à moyens risques (2 %)
- les entreprises à faibles risques (1 %).

A partir de ces évaluations *ad valorem* à charge exclusive de l'employeur, il doit être instauré un mécanisme préventif dans les entreprises afin de minimiser les risques des maladies professionnelles grâce à la mise en place des comités d'hygiène et de sécurité permanents qui veillent aux conditions de travail, en développant beaucoup plus la prévention pour éviter de multiplier les indemnisations qui pèsent sur le budget.

Cela permettra de dégager *un boni* découlant des risques non réalisés, lequel *boni* sera plus capitalisé dans la constitution des réserves qui pourront financer les opérations d'investissement ou les actions du portefeuille.

### *B. Réformes au sein de l'INSS en tant que caisse de sécurité sociale*

Les réformes subséquentes à la réforme technique de la sécurité sociale envisagée par cette étude, sont relatives au système de cotisation d'une part (1) et à celui de fonctionnement de la caisse d'autre part (2).

#### 1. Réforme du système de cotisation

L'INSS est une caisse de sécurité sociale régie par le système contributif et le principe de gestion séparée des branches.

Sur les 8,5 % des cotisations brutes que lui versent les employeurs, seuls 1,5 % à charge exclusive de ces derniers sont affectés aux risques professionnels.

Ce taux est unique en RDC quelle que soit la catégorie d'entreprises et des risques que provoquent leurs activités. Malheureusement, il faut le faire observer, ce mode de cotisation est largement dépassé.

En appliquant le système de cotisation fondé sur la cartographie proposée, l'INSS pourra être en mesure de faire face aux réalités financières générées par la réforme de la liste des maladies professionnelles.

Il convient de signaler que par l'Arrêté ministériel n° 049/CAB/MIN/ETPS/MBL/2012 du 10 décembre 2012 relatif à l'affiliation des employeurs, à l'immatriculation des travailleurs ainsi qu'aux modalités et conditions de versement des cotisations de la sécurité sociale, les taux de cotisation sociale ont été majorés à 12,5% dans toute l'étendue de la République Démocratique du Congo.

Ces taux sont répartis comme suit :
-7% pour la branche des pensions à raison de 3,5% à charge du travailleur et 3,5% à charge de l'employeur ;
-1,5% pour la branche des risques professionnels à charge exclusive de l'employeur et,
-4% pour la branche des allocations familiales à charge exclusive de l'employeur.[109]

Non seulement cette disposition a maintenu intact le taux faible de cotisation dû (1,5%) à la branche des risques professionnels à charge exclusive de l'employeur, mais aussi ne s'est-elle limitée qu'à instituer et à étendre sur toute la république les cotisations de 4% sur les allocations familiales à charge exclusive de l'employeur.

Malgré la condition suspensive relative à la consultation des employeurs à la base pour la mise en application de ce taux de 12,5% discuté au CNT du 19 au 22 novembre 2012, [110] l'Arrêté susmentionné a été exclusivement pris au mépris de la réserve clairement exprimée et donc de la procédure qu'exige la gouvernance avec pour attributs essentiels la démocratie, le dialogue social et la transparence, ce qui suppose une préalable concertation unanime au sein du CNT.

---

[109] Article 18 de l'Arrêté ministériel n° 049/CAB/MIN/ETPS/MBL/2012 du 10 décembre 2012 relatif à l'affiliation des employeurs, à l'immatriculation des travailleurs ainsi qu'aux modalités et conditions de versement des cotisations de la sécurité sociale, *in JO de la RDC*, n° spécial du 20 décembre 2012.

[110] Résolutions issues de la 30ème session ordinaire du Conseil National du travail, p.8, 5ème tiret in fine.

Voilà qui explique pourquoi cet arrêté, pris sur un fond de crise de gouvernance quant au respect de la procédure de son émission en dehors du cadre de dialogue institutionnel qu'est le CNT, a été contesté par les acteurs congolais de la gouvernance de la sécurité sociale que sont notamment les représentants des employeurs, de sorte que son application comme souhaitée dans toute l'étendue de la république n'est pas évidente, les employeurs ayant été appelés au boycott de cette règlementation par leur corporation.

Signalons qu'actuellement, la République Démocratique du Congo est la dernière de 11 pays de CIPRES à appliquer le taux de 8,5 ou 12,5 % ; les autres pays membres appliquent les taux qui varient entre 18 et 22 %, la Banque mondiale qui tient à la réforme de l'INSS exige que les efforts soient consentis pour la révision du taux actuellement appliqué.

En effet, en République Centrafricaine voisine où les risques professionnels sont financés par les cotisations sociales auxquelles s'ajoutent d'autres ressources, les risques professionnels à l'instar des risques sociaux, sont financés à concurrence de 3% entièrement à charge exclusive de l'employeur, sur les 22% que représentent les taux de cotisations sociales.[111]

Mais quel serait l'impact sur les entreprises de cette tendance à vouloir améliorer les recettes techniques à travers l'augmentation des taux des cotisations sociales en lieu et place de l'amélioration des facteurs objectifs de pérennisation du système ?

En effet, cette tendance de l'exécutif congolais intervenant par voie règlementaire pour pallier à

---

[111] KAMOT-TONGOBA R., Prise en charge et gestion des maladies professionnelles, RCA, in CIPRES, Brazzaville, 11-17 novembre 2010, p. 16.

l'insuffisance de cotisations sociales et au faible effectif des cotisants par l'augmentation de taux de cotisations, peut s'articuler, dans le contexte actuel de faible production et de salaires dérisoires, *en surcharge* des employeurs déjà en proie à la suppléance de la défaillance de l'INSS du fait d'une législation lacunaire d'une part, *et en pénalité* sur les rares entreprises qui existent encore d'autre part.

A la place, il convient au Gouvernement de la RDC, de créer d'abord les conditions de l'éclosion des investissements, de la création des entreprises pour booster et les emplois en résorbant le chômage, et la production en provoquant la croissance de manière à créer des richesses et à les distribuer à travers les revenus professionnels que sont les salaires efficients.

Ces éléments auront pour effet de déteindre sur les différents ratios de dépendance spécifique, le tout agissant sur les recettes techniques de l'INSS dans le sens de l'élargissement optimal de l'assiette de cotisations sociales.

Le Gouvernement de la RDC ne devrait donc pas agir sur le réajustement à la hausse du seul indicateur qu'est le taux de cotisations sociales sans les préalables susmentionnés de peur de condamner à disparition les quelques entreprises qui résistent encore.

L'INSS doit œuvrer pour faciliter l'extension du socle de protection sociale en remédiant à la fragmentation des politiques grâce à la cohérence et à la coordination des actions menées, en instaurant la confiance à travers le renforcement de la transparence, l'obligation de rendre compte et la clarté des informations, puis en améliorant sa gestion des fonds et de l'administration des prestations pour accroître la confiance de la population et le soutien apporté par le grand public de manière à favoriser les affiliations et à contribuer à l'efficacité de la fourniture de services et de prestations.[112]

Pour l'INSS, la mise en place des stratégies destinées à élargir progressivement la couverture devrait d'abord commencer par les groupes les plus faciles à atteindre, puis à ceux qui sont les plus difficiles à toucher, ensuite tenir compte des capacités contributives des différents groupes, pour enfin redéfinir les priorités des dépenses et instaurer des moyens plus efficaces de faire respecter les obligations de cotisation.

Cette stratégie doit se traduire par la perception de davantage de cotisations, l'augmentation des fonds de réserve, une amélioration de l'efficience opérationnelle grâce à la réalisation d'économies d'échelle et la garantie d'un meilleur partage des risques entre les différents groupes de population.

Il doit sensibiliser la population pour une meilleure connaissance des droits et la culture de la conscience civique dès le plus jeune âge, afin de faire connaître l'importance de la sécurité sociale en faveur du bien-être individuel et collectif.

Enfin, il doit adopter les nouvelles technologies capables de contribuer à l'extension de la couverture en permettant la mise en place de nouveaux programmes qui fonctionneront avec efficience et efficacité, notamment en ce qui concerne la gestion des assurés et des demandes, et la fourniture des prestations.

Au terme de ce développement, l'on peut conclure que la réforme pour laquelle plaide l'étude, permettra à l'INSS d'élargir son champ d'application, d'améliorer la qualité de ses prestations et d'étendre sa couverture à plus de personnes possibles.

[112] AISS f, *op.cit,* p.13.

## 2. Réformes affectant le système de fonctionnement de l'INSS

La réforme envisagée suscite trois réformes internes à l'INSS touchant doit les subventions de l'Etat au regard des statuts de l'Institution (a), le respect de différents ratios (b) et l'observation du principe de séparation des comptes (c).

*a) Subventions de l'Etat*

Aujourd'hui, l'absence des subventions de l'Etat en faveur de l'INSS au regard de son statut d'Etablissement public, pose les germes de dysfonctionnement de cette institution et la base de difficulté de gouvernance.

Le Gouvernement congolais devrait inscrire, les subventions prévues et dues à l'INSS, dans son budget et les loger au Ministère ayant la prévoyance sociale dans ses attributions, à charge pour lui d'assurer leur libération progressive au profit de l'INSS.

Cette réforme doit également corriger la problématique de la transparence caractéristique de la gouvernance d'un régime de sécurité sociale, traduite en RDC par la faible représentation des employeurs et travailleurs, seuls contributeurs aux ressources de l'INSS, mais sans influence dans la gestion et dans les mécanismes de prise de décision de l'Organisme.

*b) Respect de différents ratios*

Une autre réforme est celle qui se rapporte à la clé de répartition des charges par rapport aux normes de gouvernance définies par l'OIT et la CIPRES.

Une étude réalisée sur l'INSS sur une période quinquennale (2007-2011) prise comme référence, a révélé une réalité récurrente et constante relative au non-respect des normes et recommandations internationales sur les ratios de gestion provoquant péremptoirement le dysfonctionnement de cette institution au regard de sa vocation sociale.

Il en appert généralement que la répartition des charges et les affectations des ressources récoltées par l'INSS en vue de la réalisation de son essence fonctionnelle est fort disproportionnée par rapport aux normes de gouvernance définies par la CIPRES et l'OIT.

Le tableau 10 de la page 210 traduit de manière chiffrée cette réalité. Ses données fournies en francs congolais (CDF) ne peuvent être mieux appréciées qu'à la lumière du cours de change interbancaire fourni par la Banque centrale.[113]

Entre les années 2007 et 2011, l'INSS a engagé des dépenses totales cumulées de l'ordre de CDF 498.856.438.610 dont seulement CDF 66.425.610.017 ont été consacrés aux frais techniques soit 13,32% du cumul des dépenses de la période sous revue, la différence étant consacrée aux frais de fonctionnement soit 432.430.828.593 FC représentant 86,68% de charges totales.

La proportion de l'enveloppe réservée aux charges techniques apparaît dérisoire et cela influe directement sur la répartition en faveur des prestataires sur de bases modiques, réduisant ainsi l'aptitude des prestations sociales à lutter contre la précarité des assurés sociaux bénéficiaires.

Cette proportion des charges ne respecte pas la clé de répartition des ressources de sécurité sociale telle que fixée par les normes internationales à raison de l'affectation de 80% aux prestations sociales et 20% restants au fonctionnement.[114]

---

[113] Cf. Cours interbancaires de change de la Banque Centrale du Congo 2002 -2011.

[114] LOKO MANTUONO G. b), *Gouvernance op.cit,* pp. 278-279.

L'état des lieux de l'évolution des dépenses techniques par rapport aux dépenses globales de l'institution de sécurité sociale est révélateur des priorités de l'organisme et de la qualité de gouvernance du régime.

Le graphique 1 ci-dessous présente cette évolution comparative.

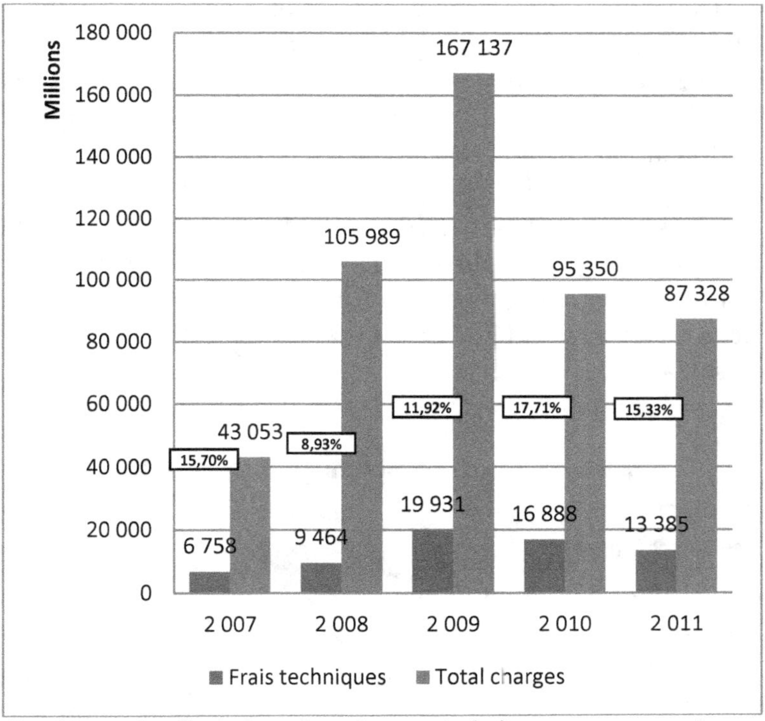


**Graphique 1 : Evolution des charges techniques par rapport aux dépenses globales de l'INSS de 2007-2011. Source : Etats financiers de l'INSS de 2007-2011.**

Le graphique 1 renseigne sur la tendance évolutive des charges techniques relatives aux prestations sociales pour la période allant de 2007 à 2011. Le constat général indique que les charges techniques n'ont jamais dépassé CDF 20 milliards qui correspond au pic maximum atteint durant les cinq exercices considérés. Cette tendance accuse une décroissance à partir de la seconde moitié de l'année 2009 et s'est maintenue jusqu'à 2011.

Les éléments tirés du tableau 10 permettent de vérifier le respect par l'INSS de différents ratios prescrits par les normes internationales de la CIPRES en faveur d'une gouvernance qualitative de sécurité sociale.

Cependant, il importe de déterminer dans les dépenses globales les ratios de charges administratives au regard des normes de CIPRES qui recommandent que ces ratios soient vérifiés à partir des cotisations ordinaires, des frais de fonctionnement et des ratios des frais du personnel.

La confrontation des données du tableau 10 avec l'analyse de certains indicateurs de gestion permet de dégager quelques ratios prudentiels et de performance conformément aux normes définies par la CIPRES afin de déterminer la qualité de gouvernance de gestion de l'INSS et sa capacité à lutter contre la pauvreté des prestataires en régime général.

**Analyse des ratios suivant les normes de la CIPRES**

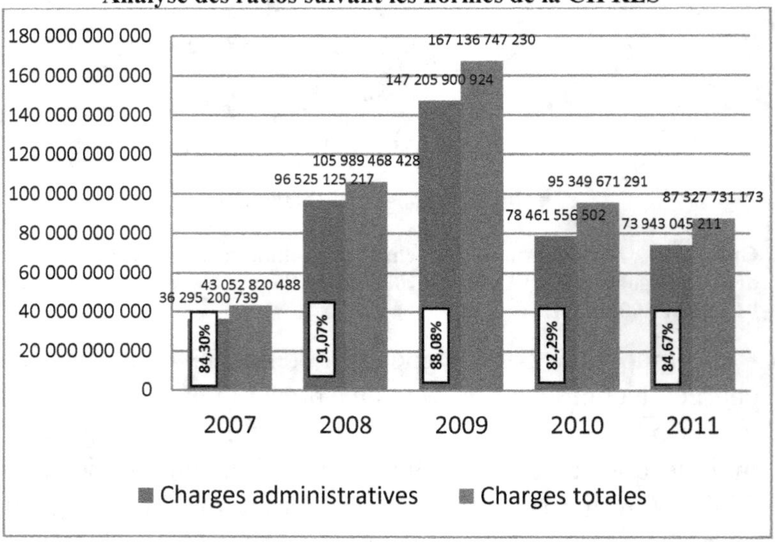

**Graphique 2 : Evolution des ratios des charges administratives par rapport aux charges totales de l'INSS de 2007-2011 Source : Détails de charges de l'INSS de 2007-2011.**

Les normes de la CIPRES fixent le ratio des charges administratives ou de fonctionnement à moins de 15% par rapport aux charges totales de l'organisme.[115]

Les indicateurs du graphique 2 et du tableau 10 démontrent que pendant toutes les années de l'étude, ces ratios ont été exponentiellement supérieurs à 15% des charges globales en variant entre 82,29% et 91,07% avec une moyenne globale de 86,6%.

Signalons en passant que ces dépenses administratives comprennent entre autres grands postes, la collation, la charge du personnel, les frais de mission, les autres frais de fonctionnement non autrement identifiés, la dotation aux amortissements et la dotation aux provisions pour pensions.[116]

Cette situation soulève la question de l'exacte adéquation entre les recettes réalisées et les dépenses jugées prioritaires pour le bon fonctionnement de la caisse de sécurité sociale.

Il convient, à présent, de vérifier, à travers le tableau 11 de la page 211 les ratios prudentiels relatifs à la proportion des charges administratives sur les cotisations ordinaires de l'INSS de 2007-2011.

Les normes de la CIPRES exigent que le ratio des charges administratives ou de fonctionnement puisse représenter 15% au maximum des produits techniques réalisés c'est-à-dire les cotisations ordinaires.[117]

Les indicateurs du tableau 11 et la présentation du graphique 3 ci-dessous révèlent que durant le quinquennat

---

[115] CIPRES c, *Indicateurs de gestion : Ratios prudentiels et de performance, IRPS,* Lomé, 2001, p.19.

[116] Cf. Détails des charges de l'INSS de 2007-2011 en CDF.

[117] CIPRES c,*op.cit*, p.19.

que couvre l'étude, non seulement ces ratios ont presque dépassé de 27% la valeur des cotisations ordinaires entre 2007 et 2009, mais aussi ont-ils atteint une moyenne de 81% des cotisations ordinaires entre 2010 et 2011.

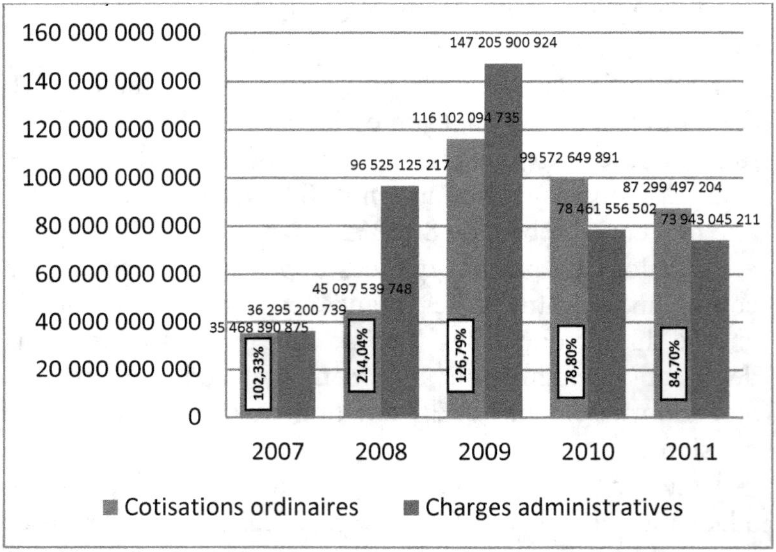


**Graphique 3 : Evolution des ratios des charges administratives par rapport aux cotisations ordinaires de l'INSS de 2007-2011, Source : Détails de charges de l'INSS de 2007-2011.**

Cette comparaison entre les charges administratives et les cotisations ordinaires exprimées en CDF constants, dégage un dysfonctionnement dans la gouvernance de gestion, à travers l'évolution dégagée des ratios et confirme le non-respect du principe de séparation des comptes. Si ce principe était respecté, le déficit relevé pour couvrir les charges administratives, pendant ce quinquennat couvert par l'étude, ne serait pas pris en charge par le boni dégagé dans d'autres branches, d'autant plus que le montant des dépenses administratives a même dépassé celui des cotisations techniques.[118]

[118] LOKO MANTUONO G. b), *Gouvernance op.cit,* pp. 283-284.

Il importe aussi pour apprécier cette gouvernance de gestion, de considérer, à travers le tableau 12 de la page 211 et le graphique 4, les ratios prudentiels découlant des frais générés par la prise en charge du personnel par rapport aux frais de fonctionnement en ayant pour référence, les normes de la CIPRES.

La CIPRES recommande que les ratios des frais de personnel par rapport aux charges de fonctionnement ou administratives soient à moins de 85% de celles-ci.[119]

Les indicateurs du tableau 12 et le graphique 4 démontrent qu'à ce niveau, l'INSS n'a jamais atteint plus de 42,88% qui est le pic de la période sous étude avec une moyenne globale annuelle de 27,14%.

Il y a lieu de constater que sous ce rapport, l'INSS s'est conformé aux normes régionales de la CIPRES, dans sa lettre.

Cependant, cette situation ne semble conforme aux normes de la CIPRES qu'aux motifs que les frais de fonctionnement de l'INSS comme établis au tableau 11, sont tellement énormes qu'ils absorbent complètement les frais du personnel qui n'atteignent pas les 85% de ratio prévu en la matière, ce qui ressort clairement du graphique 4 ci-dessous.

---

[119] CIPRES c, *op.cit*, p.19.

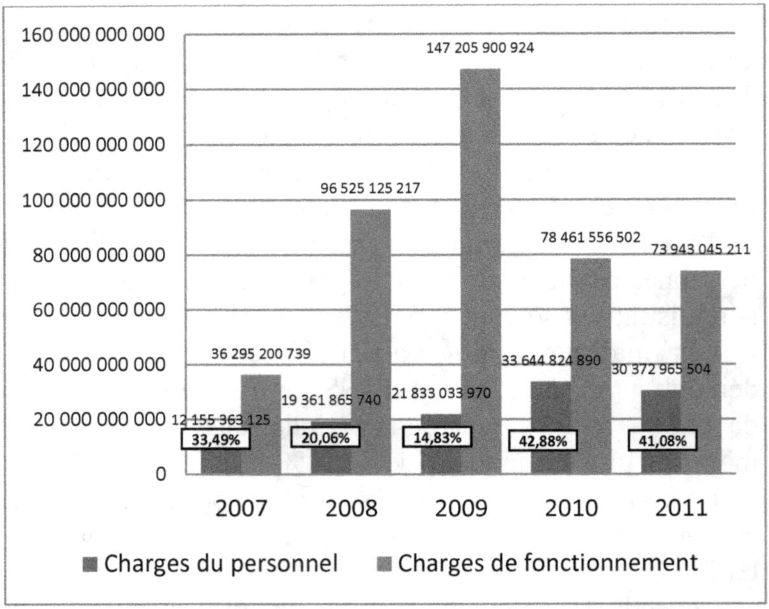


**Graphique 4 : Evolution des ratios des frais du personnel par rapport aux frais de fonctionnement de l'INSS de 2007-2011 Source : Détails de charges de l'INSS de 2007-2011.**

La situation homéostatique apparente que présente le graphique 4 n'est que spécieuse. Elle est influencée par l'énormité des frais de fonctionnement qui prennent plus de 85% des produits de l'organisme, voilant ainsi le dysfonctionnement manifeste pour le rendre latent aux apparences de normalité.

L'on pense, à juste titre donc, que si l'INSS respectait le ratio de fonctionnement tout en gardant la même hauteur des frais du personnel, il y aurait un déséquilibre considérable des ratios observés.

-la moyenne des ratios de charges techniques au service des prestations sociales enregistrée était de 13,32% contre 86,68% des charges de fonctionnement, au lieu de l'inverse.

La frugalité des dépenses administratives et de fonctionnement est une des exigences de l'OIT pour éviter de réduire l'assiette du gage commun des prestataires sociaux et pour garantir la pérennité du système.

- Alors qu'il devrait être de 15 % tels que fixés par les normes de la CIPRES, la moyenne globale des ratios des charges administratives sur les charges globales était pour la période couverte par l'étude de 86,68%, soulevant ainsi la question de l'exacte adéquation entre les recettes réalisées et les dépenses jugées prioritaires pour le bon fonctionnement de la caisse de sécurité sociale.
- Loin de représenter 15% au maximum des produits techniques réalisés c'est-à-dire les cotisations ordinaires, durant le quinquennat que couvre l'étude, les ratios des charges administratives ont évolué en moyenne entre 27% et 81%.
- Le caractère négatif du ratio de dépendance spécifique est tel que l'augmentation des effectifs du personnel de l'INSS était inversement proportionnelle à l'effectif des cotisants pendant la période de l'étude. En fait, avec une moyenne de 148 cotisants pour une unité employée à l'INSS, il y a eu une augmentation des effectifs de 60,8 % alors que l'institution enregistrait de contreperformance liée à une diminution de 4,51 % des cotisants et de 31% des prestataires sociaux.[120]

*c) Principe de séparation des comptes*

Le troisième volet de la réforme porte sur le respect du principe de séparation des comptes prévu par l'article 56 de la recommandation 25 de la CIPRES.

Ce principe veut qu'il y ait, pour chaque branche d'activités, les cotisations et autres recettes suffisantes pour payer les prestations correspondantes.

Le non-respect du principe de gestion séparée de branches empêche de mieux apprécier les mécanismes de sécurité sociale de manière à les améliorer car, toute partie

[120] LOKO MANTUONO G. b), *Gouvernance op.cit,* pp. 285-286.

de recettes relatives aux risques non réalisés est aujourd'hui affectée aux réserves de la sécurité sociale au service de déficit d'autres branches non sécuritaires et cela pèche. Ce type des méthodes de la gestion de la sécurité sociale aujourd'hui largement dépassé doit aussi être réformé.

**1. Conséquences de non-respect des ratios**

Le non-respect de différents ratios examinés précédemment menace la légitimité et la pérennité du régime de sécurité sociale et rend les prestations inadéquates.

A partir du moment où les travailleurs immatriculés et leurs employeurs ne trouvent pas à l'INSS un répondant valable lors de la survenance des aléas contre lesquels ils se sont assurés, la perte de confiance s'installe, et ils ne cotiseront que par contraintes légales de sorte que lorsqu'ils en ont le moyen, ils n'hésiteront pas à s'en exonérer illégalement, ce qui provoque de minorations, de défaut de déclaration et de paiement et donc un manque à gagner énorme pour l'INSS.

Si la réforme de la liste congolaise qui entraîne d'autres réformes est évidente, il paraît utile et légitime de lever l'option sur le système qui va régir cette liste.

## VI.3. Choix du système adapté à la réforme et nécessité de réorganisation de la médecine du travail en RDC

Le choix du système voulu dans le cadre de la réforme de la liste congolaise n'est pas le fruit du hasard, il est l'aboutissement d'une démarche méthodique **(VI.3.1)** et explique le bien-fondé de la réorganisation de la médecine du travail en RDC **(VI.3.2)**.

### VI.3.1. Justification du choix du système dicté par la réforme de la liste congolaise

Pour mieux accompagner la réforme envisagée, l'étude s'inspire de trois systèmes des maladies professionnelles dont l'OIT suggère aux États membres le choix, à savoir :

- le « système de liste » qui ne couvre qu'un certain nombre de maladies professionnelles avec l'avantage d'énumérer les maladies fondées sur la présomption d'origine professionnelle.
- le « système de la définition générale » ou de large ouverture qui couvre théoriquement toutes les maladies supposées professionnelles avec l'avantage de la protection la plus ample et la plus souple mais à charge pour la victime de prouver l'origine professionnelle de la maladie.
- le « système mixte » qui combine les avantages de deux précédents systèmes sans en comporter les inconvénients.

Partant de ces trois systèmes que prévoit l'article 8 de la convention n° 121 développé plus loin, systèmes qui doivent faire l'objet d'option par les États membres,[121] l'étude propose un autre système qui en est une adaptation mais appliqué à la situation de la RDC, sans qu'il n'énerve toutefois l'esprit des suggestions de l'institution normative.

Il s'agit du ***système de liste triennale extensible et progressive***.

Ce système a l'avantage de se fonder sur la présomption d'origine du fait que la liste serait l'œuvre de la tripartite, coulée en forme règlementaire, gage de sa souplesse et de son adaptation aux réalités et mentalités congolaises.

[121] Cf. Développement fait sur la question dans les pp. 95-97.

Il emprunte aux avantages du système de liste qu'il améliore par son extensibilité, sa progressivité et sa révision triennale, en évitant une large ouverture qui risque d'annihiler tous les effets attendus d'une telle réforme, eu-égard aux contraintes financières que pourrait générer la large ouverture.

Cette proposition éviterait les inconvénients du système de liste en vigueur en RDC, système qui a montré ses limites et dont le danger, inhérent à son caractère exclusif qui provoque une certaine discrimination surtout dans un contexte réfractaire au progrès, serait contourné.

Le système que suggère l'étude ne fait pas non plus peser sur le travailleur-victime la difficile charge de relation causale comme le veut le système de définition générale, dans un domaine réservé aux seuls initiés pour qui, les choses ne sont pas aussi évidentes qu'on le pense.

Et enfin, il se refuse d'être à large ouverture comme le préconise le système mixte, afin de ne pas ouvrir la porte aux abus ni de se heurter à l'obstacle financier au moment où la capacité contributive des entreprises installées en RDC s'effrite sensiblement du fait de leur fonctionnement très amoindri estimé pour la plupart à moins de 40%.

La révision périodique réglementaire et institutionnelle présente l'avantage d'une flexibilité que n'offrirait pas la loi dont la procédure est lente et lourde alors que les besoins en couverture sociale seraient pressants.

Ce procédé va rendre possible l'actualisation de la liste par secteur d'activités, après enquête objective et étude multidisciplinaire eu-égard aux réalités nouvelles, à l'évolution industrielle, scientifique, et au progrès technique.

S'il est vrai que cette proposition n'est pas totalement inclusive car certains cas nouveaux non encore éprouvés ni expérimentés par des recherches, échapperaient à la règlementation, il est aussi vrai qu'elle en atténuerait tout au moins l'exclusion grâce à la révision progressive d'autant plus que les situations les plus criantes et les plus récurrentes trouveraient de solutions effectives.

Pour le surplus, il n'existe nulle part de système panacée qui puisse régir parfaitement toutes les situations ; même le meilleur système qui soit ne saurait satisfaire tous les cas, néanmoins, l'on peut instituer de systèmes mieux adaptés aux circonstances et conditions de travail.

Voilà pourquoi il importe d'organiser efficacement la médecine du travail pour optimaliser la prévention qui agirait dans le sens de la minimisation de survenance des risques professionnels.

### VI.3.2. Raisons de réorganiser la médecine du travail en RDC

Actuellement, la République Démocratique du Congo est orpheline en médecins du travail. Elle ne compte, pour l'ensemble du pays, que deux médecins du travail dont l'un se trouve être l'ancien ministre de la santé en 2011, et l'autre, déjà retraité, était conseiller dans le cabinet de celui-ci.[122]

Ce déficit est dû au fait que nombre de 22 médecins du travail dont disposait le pays après l'avènement de la deuxième république, sont décédés ; la relève n'a pas été assurée d'autant plus que les facultés de médecine des universités congolaises n'organisent pas la filière de la médecine du travail.

Dans pareil contexte, il va de soi que le succès de la réforme envisagée ayant pour corolaire l'efficacité de la prévention, resterait tributaire de la réorganisation de la

---

[122] Information recueillie à la Direction de prévoyance sociale du ministère de l'Emploi, Travail et Prévoyance Sociale à Kinshasa /Gombe et confirmée par la Direction médicale de l'INSS.

médecine du travail si l'on tient à une efficiente politique de la sécurité et de la santé au travail.

La prévention constitue une meilleure pratique en tant que stratégie de réduction des maladies professionnelles, susceptible d'être adaptée et appliquée dans tous les pays du monde.

Elle peut, à cette fin, apporter une contribution décisive à la réduction du nombre de victimes de maladies à caractère professionnel dans un pays comme la République Démocratique du Congo qui conserve encore une liste obsolète.

La stratégie préventive est payante, étant la plus adaptée à faire face aux défis de plus en plus complexes que posent les maladies professionnelles aussi bien anciennes que nouvelles, dans le monde.

Dans certains pays, les organismes d'assurance peuvent engager des actions de prévention, y compris la prévention des risques non couverts par l'assurance accident, évitant ainsi à la société des dépenses plus élevées.

*In facto*, la réorganisation de la médecine du travail pourrait se faire en RDC en deux étapes dont la première consisterait à commettre rapidement des suppléants de proximité grâce aux séminaires de formations pour parer à la carence ; et la seconde qui sera simultanée à la première s'orienterait vers le déploiement des moyens suffisants pour faire venir de l'étranger les formateurs expérimentés qui assureraient *loco* la formation les médecins congolais dans toutes les provinces alors qu'ils seraient entrain de s'occuper eux-mêmes de la médecine du travail pour une courte durée déterminée.

Telle prévention devra se faire suivant l'optique de l'OMS qui distingue trois niveaux de prévention : primaire, secondaire et tertiaire.[123]

---

[123] Cf. Développement fait sur la question dans les pages 61-62 .

La réorganisation de la médecine du travail améliorerait les insuffisances observées dans les formations médicales des entreprises dont le personnel soignant (le plus souvent généraliste) ne mène pas des études fiables sur les maladies professionnelles ni l'environnement du travail, mais oriente toutes leurs interventions vers les soins primaires, en négligeant les investigations au niveau secondaire (Radiologie, échographie, tests de sensibilisation d'allergologie, examens biologiques spécialisés, examens anatomopatholiques etc.) qu'il trouve fort onéreuses voire irréalisables.

Cela va améliorer également les difficultés de diagnostics tels de patch tests et prick tests adaptés à la détection d'une sensibilité aux colorants textiles réactifs, difficultés à la base d'une sous-estimation probable des cas de sensibilisation cutanée.

Il convient donc dans l'avenir que l'Etat congolais songe à organiser dans les facultés de médecine de la république, la filière de médecine du travail au niveau du troisième cycle, en stimulant l'orientation par l'octroi des bourses d'études à ceux de chercheurs intéressés par la spécialisation dans ce domaine.

Cela permettra aux entreprises de recruter des médecins du travail qui s'occuperont de la prévention, des médecins qui travailleront à partir des statistiques assez fiables sur différents types de pathologies développées par domaine d'activités de l'entreprise.

Face à une telle gouvernance dysfonctionnelle, critique et hémiplégique de la sécurité sociale congolaise touchant les maladies professionnelles telle que développée *supra*, seule une gouvernance rationalisée et rénovée de la sécurité sociale contribuerait au soulagement des victimes sociales pour peu qu'elle soit tributaire du triptyque « Croissance économique-Emploi-Sécurité sociale. »

C'est dans ce cadre qu'est soutenue la théorie de la ***Gouvernance systémique triptyque (GST)*** comme facteur de résilience contre la précarité des prestataires sociaux en RDC à travers la sécurité sociale.

Cette théorie soutient que la sécurité sociale ne peut être réductrice de la pauvreté en RDC que si elle est issue d'une gouvernance tributaire d'un environnement économique sain, attractif des investissements créateurs de la valeur ajoutée et donc de la croissance et, générateurs d'emplois et des salaires efficients, capables d'élargir l'assiette de cotisation de sécurité sociale, le tout dans la perspective d'une gestion rationnelle de l'INSS.

Cette gouvernance se veut ***systémique*** à raison de l'interdépendance entre les trois sous-concepts de base de cette théorie, en l'occurrence, *« la Croissance, l'Emploi, et la Sécurité sociale »,* lesquels sous-concepts justifient le qualificatif ***« triptyque »*** et sont appelés à fonctionner en interaction suivant une verticalité avec en amont la croissance économique du fait d'un environnement sain et propice aux affaires, et en aval la sécurité sociale garantie et renflouée par l'emploi et ses affluents que sont les effectifs de travailleurs, les salaires efficients consécutifs au niveau de la croissance économique.

Fort de cette gouvernance, la RDC devra :

- asseoir l'efficacité et l'efficience de son système social par l'atteinte des objectifs à un coût approprié et sans effets secondaires indésirables, le rendre pérenne en répondant impérativement aux besoins des assurés, en évitant le gaspillage et un manque de réactivité à ces besoins, consécutifs à une mauvaise gestion pour ainsi lutter contre le déficit de crédibilité envers les systèmes de sécurité sociale du fait d'une gouvernance dysfonctionnelle.

- renforcer la viabilité financière, utile à la pérennité du régime de sécurité sociale, par la formalisation de l'informel.

- veiller à ***l'adéquation sociale*** qui permet aux prestations sociales d'atteindre les résultats recherchés en matière de politique sociale en répondant aux besoins des personnes qui doivent faire face aux graves aléas de la vie ;

- et à ***l'adéquation économique*** qui implique notamment un équilibre entre le coût par rapport aux ressources (accessibilité économique) et la pérennité financière de manière à parvenir à des normes minimums « aussitôt que possible » et « aussi rapidement que les conditions nationales le permettront ».

# Conclusion

Considérées comme toutes pathologies en rapport avec l'activité professionnelle mais ne faisant pas l'objet d'un tableau de maladies professionnelles indemnisables,[124] les maladies à caractère professionnel sont des maladies orphelines qui, faute de réglementation appropriée, ne donnent lieu à aucune couverture de sécurité sociale appropriée.

Cette étude entreprise dans le domaine de l'environnement, la santé et la sécurité au travail, cherchait à concilier deux impératifs majeurs intrinsèques, celui de veiller aux intérêts des travailleurs congolais face à l'émergence de nouveaux facteurs de risques qui accroissent les contraintes subies en milieu professionnel, et celui de la remise en cause du système congolais de liste fixée par l'Ordonnance n°66-370 du 30/06/1966 relative aux maladies professionnelles, liste devenue inapte à résoudre les difficultés suscitées par le monde en pleine mutation industrielle et technologique.

La pertinence de l'étude ressort de l'adoption par le BIT, en mars 2010, d'une nouvelle liste des maladies professionnelles contenant de nouvelles affections, assortie de la recommandation pour les Etats membres d'actualiser leurs listes.

L'étude a rationnellement capitalisé les résultats d'une recherche précédente de l'auteur, appliquée sur une période quinquennale (2006-2010) aux secteurs brassicole

[124] DE GAUDEMARIS R., *op.cit*, p.4.

et textile congolais de la ville de Kisangani, à travers deux grandes sociétés industrielles (BRALIMA et SOTEXKI) dont le choix, après une très longue observation de l'environnement professionnel des salariés de ces deux entreprises, était fonction de l'importance de leurs parcs industriels complexes et intégrés, de la main d'œuvre diversifiée y employée et du recours à quantité d'intrants de diverses natures mis en œuvre dans le processus industriel.

Cette précédente étude a permis de ressortir dans une approche pluri-comparative, l'inaptitude de la liste de 1966 en vigueur en RDC à régir nombre d'affections vérifiables à caractère professionnel non couvertes par le régime de la sécurité sociale, affections découvertes dans ces deux secteurs grâce aux mécanismes de détermination par poste de travail des agents pathogènes, de leur nocuité sur la santé des travailleurs (*relation exposition-effet*) et par l'étude du taux de récurrence des pathologies relevées dans les mêmes postes de travail (*relation exposition-réponse), le tout appuyé par des données cliniques, de laboratoire et par l'approche comparative.*

L'étude présente un intérêt évident tel qu'elle permettra aux professionnels autant qu'aux scientifiques, en identifiant les nouveaux risques inhérents à l'environnement, à la santé et à la sécurité au travail d'une part, et en découvrant les différentes affections correspondantes d'autre part, d'en améliorer les connaissances pour mieux organiser la prévention, et de formuler en même temps des propositions tendant à l'évaluation de toute possibilité de l'actualisation périodique de la liste congolaise des maladies professionnelles.

L'anachronisme de la liste congolaise de 1966, vieille de près de 50 ans et limitée à 16 maladies au moment où beaucoup de pays africains francophones, membres de la Conférence Interafricaine de Prévoyance sociale ont de nouveaux tableaux contenant plus de 50 maladies professionnelles, dégage l'urgence pour le Gouvernement congolais de tenir compte des recommandations récentes de la CIPRES qui a adopté une nouvelle liste de 93 maladies avec charge pour les Etats membres d'actualiser chacun sa liste.

Cet interventionnisme congolais est requis en termes de réforme de la liste des maladies professionnelles au regard de l'évolution industrielle et du progrès technique enregistrés depuis, d'autant plus qu'il s'agit ici d'une question relative au droit à la sécurité et à la santé au travail, soit donc un droit humain fondamental, afin de régir les multiples cas demeurés sans couverture sociale et donc sans indemnisation.

La réforme que propose l'étude, ne peut se faire que si au préalable, le CNT se réunit en session ordinaire, pour dégager un consensus sur différents points relatifs à la version de la liste des maladies professionnelles à réviser, par secteurs d'activités, et sur les maladies éligibles à cette liste. Il aura pour mission d'en circonscrire la portée et d'en préciser le contenu réexaminé puis accepté par les participants à la consultation.

C'est au terme de ce travail de mise à jour qu'interviendra la formalisation de cette liste par acte réglementaire qui présente plus de souplesse au changement et qui est le gage d'un dynamisme très adapté aux données et réalités nouvelles.

En vue de mieux accompagner la réforme envisagée, l'étude a proposé le ***système de liste triennale, extensible et progressive*** et insiste sur la mise en place d'une véritable médecine du travail en vue d'une organisation plus efficace de la prévention.

En attendant la matérialisation de la réforme proposée à l'issue des recherches menées, l'étude formule les recommandations suivantes :

## A. A l'attention du gouvernement

- organiser dans les facultés de médecine des universités congolaises la filière de la médecine du travail au niveau du 3ème cycle et y orienter, par des incitations, les spécialités et thèses, pour développer la recherche sur les maladies professionnelles et à caractère professionnel ;
- mettre en place au niveau central une structure de sécurité et santé au travail dotée de laboratoire spécialisé en ergonomie, hygiène du travail, toxicologie industrielle, physiologie du travail pour établir notamment les relations de cause à effet des affections liées à la profession mais ne figurant pas sur la liste des maladies professionnelles ;
- établir une cartographie participative des entreprises selon les risques qu'elles génèrent de manière à identifier les professions les plus touchées, en accordant une attention particulière à l'identification des secteurs dangereux ;
- mettre en place un observatoire national des maladies professionnelles pour recueillir suffisamment des statistiques afin de prendre des décisions beaucoup plus scientifiques ;
- créer un système complémentaire de reconnaissance des maladies à caractère professionnel chargé d'émettre un avis préalable à leur prise en charge, avis qui ne peut être rendu que si la maladie est caractérisée, si les modalités d'exposition sont précisées et que les éventuels éléments étiologiques extraprofessionnels sont évalués.
- astreindre tout docteur en médecine qui peut en connaître l'existence, de déclarer *tout symptôme d'imprégnation toxique et toute maladie* lorsqu'ils ont un caractère professionnel et figurent sur une liste établie ; et *tout symptôme et toute maladie non compris dans cette liste, mais qui présentent à son avis un caractère professionnel* ».

- faire que les déclarations des MCP qui attireraient l'attention de la vigilance industrielle sur un même facteur puissent déclencher une enquête approfondie de telle sorte que lors de la modification des tableaux de MPI, les situations ayant fait l'objet d'une déclaration des MCP seraient retenues pour une prise en charge dans le régime des MPI.
- définir la procédure de déclaration des MCP, la saisine de l'observatoire, le processus décisionnel en commençant par les avis jusqu'à la décision effective s'articulant par le régime de réparation par la structure de gestion des MCP.

### B. A l'attention de l'INSS :

- aider à l'amélioration de la qualité du diagnostic en informant régulièrement les médecins sur les maladies professionnelles et à caractère professionnel, en mettant à leur disposition un feuillet mensuel pour les tenir au courant des dernières évolutions ;
- améliorer les procédures de déclaration et inciter à déclarer en mettant à la disposition des employeurs, médecins, travailleurs et ayants droit un formulaire de déclaration reprenant les cases destinées à déclarer toutes les maladies supposées avoir le caractère professionnel avec les mécanismes et causes de leurs manifestations ;
- étudier les maladies et déterminer lesquelles peuvent donner lieu à une indemnisation et en proposer l'inscription sur la liste congolaise.

### C. l'attention des employeurs :

- renforcer l'autodiscipline et la culture préventive chez les travailleurs ;

• veiller à la tenue régulière des réunions du comité de sécurité, d'hygiène et d'embellissement des lieux de travail ;

• déterminer avec précision, dans les conventions collectives, les prestations de l'employeur en faveur d'un travailleur victime des maladies à caractère professionnel détectées ou reconnues par le comité de sécurité, d'hygiène et d'embellissement des lieux de travail ;

• établir un registre, par département ou service, déterminant la nature des risques encourus par les travailleurs et mener les investigations pour y associer les maladies éventuelles non couvertes par le régime de sécurité sociale ;

• et ne pas hésiter d'écarter de la ligne de production tous produits jugés très nocifs à la santé du personnel tout en songeant au mécanisme de substitution.

Il convient de reconnaître que cette étude ne peut prétendre avoir détecté exhaustivement, dans les deux secteurs observés (brassicole et textile), toutes les maladies auxquelles les travailleurs sont susceptibles d'être exposés en milieu du travail dans l'exercice de leur profession.

Elle ne saurait non plus déterminer avec exactitude absolue les risques rédhibitoires de tels ou tels autres facteurs pathogènes avant que la toxicologie et l'épidémiologie ne découvrent la nocuité de certains produits chimiques, physiques ou végétaux ; ni sous quelle forme vont se présenter les risques nouveaux, combien de temps cela doit prendre avant leur découverte.

Néanmoins, les résultats auxquels elle aboutit, en partant des échantillons puisés dans les deux secteurs observés en RDC, ont le mérite de démontrer l'importance de se pencher sérieusement sur la question des maladies à caractère professionnel et donc d'investiguer dans d'autres secteurs d'activités économiques, industrielles et de services que regorge la RDC pour enfin initier une réforme globale de la liste de 1966 à partir des recherches multisectorielles qui peuvent porter notamment sur :

- Les maladies à caractère professionnel dans l'industrie pharmaceutique, dans l'industrie de caoutchouc, dans les mines et carrières, dans la foresterie, dans le raffinage du pétrole, dans la production, la distribution et le transport de l'énergie, dans l'industrie du bois, dans les cimenteries, dans le bâtiments et travaux publics, dans le secteur hospitalier, laboratoire et sanitaire, dans l'enseignement supérieur et universitaire etc.
- La cartographie participative et la découverte des maladies à caractère professionnel en République Démocratique du Congo.

Les conclusions des études puisées dans ces gisements permettront de déboucher à la confection d'une liste multisectorielle plus réaliste des maladies professionnelles en République Démocratique du Congo en faveur d'un milieu de travail décent, sain et salubre.

# LES TABLEAUX

## Tableau 1 : Annexe à l'Ordonnance n°66-370 du 30 juin 1966 portant liste des maladies professionnelles

| Maladies professionnelles | Travaux exposants au risque |
|---|---|
| 1) Pneumoconioses par des poussières minérales sclérogènes (silicose, anthracosilicose, asbestose) et silicotuberculose pour autant que la silicose est une cause déterminante de l'incapacité ou de la mort. | Tous travaux exposant au risque considéré |
| 2) Maladies causées par le béryllium (glucinium) ou ses composés toxiques. | Tous travaux exposant au risque considéré |
| 3) Maladies causées par le phosphore ou ses composés toxiques. | Tous travaux exposant au risque considéré |
| 4) Maladies causées par le chrome ou ses composés toxiques. | Tous travaux exposant au risque considéré |
| 5) Maladies causées par le manganèse ou ses composés toxiques. | Tous travaux exposant au risque considéré |
| 6) Maladies causées par l'arsenic ou ses composés toxiques. | Tous travaux exposant au risque considéré |
| 7) Maladies causées par le mercure ou ses composés toxiques. | Tous travaux exposant au risque considéré |
| 8) Maladies causées par le plomb ou ses composés Toxiques | Tous travaux exposant au risque considéré |
| 9) Maladies causées par le sulfure de carbone. | Tous travaux exposant au risque considéré |
| 10) Maladies causées par le benzène ou ses | Tous travaux exposant |

| | |
|---|---|
| composés toxiques. | au risque considéré |
| 11) Maladies causées par les dérivés nitrés et aminés toxiques du benzène ou ses homologues. | Tous travaux exposant au risque considéré |
| 12) Maladies causées par les radiations ionisantes. | Tous travaux exposant à l'action des relations ionisantes. |
| 13) Epithéliomas primitifs de la peau causé par le goudron, le brai, le bitume, les huiles minérales, l'anthracène ou les composés, produits ou résidus de ces substances. | Tous travaux exposant au risque considéré |
| 14) Infection charbonneuse. | Tous travaux entraînant un contact avec des animaux charbonneux. Manipulation de débris animaux. Chargement ou transport de marchandises susceptibles d'avoir été souillées par des animaux infectés. |
| 15) Dermatoses aiguës provoquées par le travail du bois de Kambala. | Tous travaux exposant au risque considéré |
| 16) Tétanos contracté en dehors de cas consécutifs à un accident du travail. | Travaux effectués dans les égouts. |

**Source : Code Larciers, *Droit du travail et de la sécurité sociale,* tome IV, 2003, p. 262.**

**Tableau 2 : Affections prévues par l'A.R. du 21/12/1946**

| *A.R. Du 21 décembre 1946, modifié par l'A.R. du 4 juin 1951 (B.O. p. 1342)* | | | |
|---|---|---|---|
| **Maladies** | **Agents pathogènes d'exposition** | **Nature de l'agent pathogène** | **Observation** |
| Intoxication | Plomb :<br>- à titre principal<br>- ses alliages<br>- ses composés dérivés | Métallique | |
| Intoxication | Mercure :<br>- à titre principal<br>- ses amalgames<br>- ses composés | Métallique | |
| Intoxication | Arsenic : - à titre principal<br>- ses composés | Chimique | |
| Intoxication | Sulfure de carbone | Chimique | |
| Intoxication | Benzène :<br>- à titre principal<br>- ses homologues<br>- leurs amino<br>- leurs nitro-dérivés | Chimique | |
| Infection charbonneuse | - | Environnementale | |
| Troubles pathologiques | Radium<br>Autres substances radioactives<br>Rayon X | Physique | |
| Epithéliomes de la peau | - | - | |
| Pneumoconiose | Poussières industrielles | Physique | *entraîne décès ou incapacité de travail permanente, totale ou partielle.* |
| **TOTAL : 9 maladies** | **19 agents pathologiques dont : 17 définis et 2 non définis.** | **7 agents de nature chimique. 6 de nature métallique, 4 physiques, 1 végétale et 2 non identifiés.** | |

**Source :** ***codes Louwers 1948 et nous-mêmes.***

**Tableau 3 : Nomenclature des affections prévues par l'Ord. N° 149 du 16 mai 1947**

| | Maladies | Agents pathogènes | Nature de l'agent pathogène | Observation |
|---|---|---|---|---|
| | Intoxication chimique | Mercure | Chimique | |
| | Intoxication chimique | Phosphore | Chimique | |
| | Intoxication chimique | Arsenic | Chimique | |
| | Intoxication chimique | Gaz ou vapeurs caustiques ou délétères | | |
| | Intoxication | Humidité | Physico Chimique | |
| | Intoxication | La fatigue | Physico Chimique | |
| | Intoxication | Travail en plein air | Physico Chimique | |
| | Intoxication | Travail au feu | Physico Chimique | |
| | Intoxication | Travail au froid | Physico Chimique | |
| 0 | Surdité | Travail dans l bruit | Physico Chimique | |
| 1 | Ankylostomiase | Travail des mineurs | | |
| 2 | Beathand | Idem | | |
| 3 | Nystagmus | Idem | | |
| 4 | Callosités | Chargement les parqueteurs | | |
| 5 | Bourses séreuses des mains/genoux | Idem | | |
| 6 | Déviation des membres | Chargement les tourneurs sur métaux | | |

**Source :** ***codes Louwers et strouvens 1954 et nous- mêmes***

## Tableau 4 : Liste des affections prévues par l'A.R. du 16 novembre 1949

| | *A.R. du 16 novembre 1949* **(B.O., p. 827)** | | | |
|---|---|---|---|---|
| | **Maladies** | **Agents pathogènes d'exposition** | **Nature de l'agent pathogène** | **Observation** |
| | Intoxication | Plomb :<br>- à titre principal<br>- ses alliages<br>- ses composés | Chimique | |
| | Intoxication | Mercure :<br>- à titre principal<br>ses amalgames<br>ses composés | Chimique | |
| | Intoxication | Arsenic : - principal<br>- composés | Chimique | |
| | Intoxication | Sulfure de carbone | Chimique | |
| | Intoxication | Benzène :<br>- principal<br>- homologues<br>- Amino nitro dérivés | Chimique | |
| | Intoxication | Hydrocarbure de la série grasse<br>- principal<br>- homologue<br>- dérivés chlorés | Chimique | Nouvelle |
| | Infection charbonneuse | - | Environnementale | |
| | Troubles pathologiques | Radium<br>Autres substances radioactives rayon X | Physique | |
| | Epithéliomes de la peau | - | - | |
| 0 | Pneumoconioses | Poussières industrielles | Physique | *Même observation* |
| 1 | Dermatoses aigues | Bois de Kambala | Biologique | Nouvelle |
| 2 | Ulcération des téguments | Acide chromique HCrO4<br>Chromates CrO4<br>Bichromates alcalins NaHCr2O4 | Chimique | Nouvelle |

**Source : Codes Louwers et Strouvens 1954 et nous-mêmes.**

**Tableau 5 : Liste des affections prévues par l'A.R du 4 juin 1951 modifiant les A.R. des 21/12/1946 et 16/11/ 1949**

| | Maladies | Agents pathogènes d'exposition | Nature de l'agent pathogène | Observation |
|---|---|---|---|---|
| | Intoxication | Plomb : - à titre principal<br>- ses alliages<br>- ses composés | Chimique | |
| | Intoxication | Mercure : - à titre principal<br>- ses amalgames<br>- ses composés | Chimique | |
| | Intoxication | Arsenic : - principal<br>- composés | Chimique | |
| | Intoxication | Sulfure de carbone | Chimique | |
| | Intoxication | Benzène : - principal<br>- homologues<br>- amino<br>- nitro dérivés | Chimique | |
| | Intoxication | Hydrocarbure de la série grasse - principal<br>- homologue<br>- dérivés chlorés | Chimique | |
| | Infection charbonneuse | - | Environnementale | |
| | Troubles pathologiques | Radium<br>autres substances radioactives<br>rayon X | Physique | |
| | Epithéliomes de la peau | - | - | |
| 0 | Pneumoconioses | Poussières industrielles | Physique | *Même observation qu'en 1946* |
| 1 | Dermatoses aigues | Bois de Kambala | Biologique | |
| 2 | Ulcération des téguments | Acide chromique HCrO4<br>Chromates CrO4<br>Bichromates alcalins NaHCr2O4 | Chimique | |
| 3 | Intoxication | Acide cyanhydrique | Chimique | *Nouvelle maladie* |

**Source : Codes Louwers et strouvens et nous-mêmes.**

**Tableau 6 : Ordonnance n° 23/206 du 20 juillet 1951. – Décret du 20 décembre 1945. – Modification de l'annexe de l'ordonnance n° 149/Trav. du 16 mai 1947.**[125]

| Liste des maladies professionnelles | Liste des industries ou professions, travaux ou opérations | Catégories d'employés |
|---|---|---|
| **Intoxication par l'acide cyanhydrique, les cyanures et leurs dérivés** | Tous procédés comportant la production, l'utilisation ou le dégagement de ces produits.<br>Fabrication industrielle de ces produits.<br>Travaux de dorure, d'argenture.<br>***Impression de tissus.***<br>Travaux de galvanoplastie.<br>Opérations de désinfection et de dératisation.<br>Laboratoires scientifiques.<br>Traitements des minerais d'or. Toutes autres entreprises non comprises sous les rubriques ci-dessus | Tous les employés et personnes assimilées, qui en raison de leur participation directe ou indirecte au travail sont soumis au ***risque de maladies professionnelles*** |

Source : B.A. **du Congo Belge** 1951.

[125] B.A. du Congo Belge, n° 13, 10 juillet 1951, pp 1545-1546.

**Tableau 7 : Ordonnance n° 23/207 du 20 juillet 1951. – Décret du 1er août 1949. – Maladies professionnelles survenues aux travailleurs indigènes. – Liste des industries, professions, travaux ou opérations dans lesquels les maladies professionnelles donnent lieu à réparation. - Modification de l'annexe de l'ordonnance n° 23/157 du 12 mai 1950126**

| Liste des maladies professionnelles | Liste des industries ou professions, travaux ou opérations |
|---|---|
| **Intoxication par l'acide cyanhydrique, les cyanures et leurs dérivés** | Tous procédés comportant la production, l'utilisation ou le dégagement de ces produits.<br>Fabrication industrielle de ces produits.<br>Travaux de dorure, d'argenture.<br>***Impression de tissus.***<br>Travaux de galvanoplastie.<br>Opérations de désinfection et de dératisation.<br>Laboratoires scientifiques.<br>Traitements des minerais d'or.<br>Toutes autres entreprises non comprises sous les rubriques ci-dessus |

**Source : B.A. du Congo Belge, n° 13, 10 juillet 1951**

[126] B.A. du Congo Belge, n° 13, 10 juillet 1951, pp 1547-1548.

**Tableau 8 : Compilation synthétique et comparative des listes de maladies professionnelles de 1946 à 2015**

| N° | Liste de maladies et agents Pathologiques | 1946 | 1947 | 1949 | 1951 | 1966 2015 | Observation |
|---|---|---|---|---|---|---|---|
| 1 | Intoxication au Plomb | | | | | | |
| | - à titre principal | X | X | X | X | X | |
| | - ses alliages | X | | X | X | | |
| | - ses composés | X | | X | X | X | |
| 2 | Intoxication au Mercure | | | | | | |
| | - à titre principal | X | X | X | X | X | |
| | - ses amalgames | X | | X | X | | |
| | - ses composés | X | | X | X | X | |
| 3 | Intoxication à l'Arsenic | | | | | | |
| | - à titre principal | X | X | X | X | X | |
| | - ses composés | X | | X | X | X | |
| 4 | Intoxication au Sulfure de carbone | X | | X | X | X | |
| 5 | Intoxication au Benzène | | | | | | |
| | - à titre principal | X | | X | X | X | |
| | - ses homologues | X | | X | X | X | |
| | - leurs amino | X | | X | X | X | |
| | - leurs nitro dérivés | X | | X | X | X | |
| 6 | Infection charbonneuse | X | | X | X | X | |
| 7 | Troubles pathologiques au | | | | | | |
| | - radium | X | | X | X | | |
| | - autres substances radioactives | X | | X | X | | |
| | - rayon X | X | | X | X | | |
| 8 | Epithéliomes de la peau | X | | X | X | | |
| 9 | Pneumoconioses dues aux poussières Industrielles | X | | X | X | | |
| 10 | Intoxication chimiques | | | | | | |
| | - au gaz ou vapeurs caustiques | | X | | | | |
| | - au gaz ou vapeurs délétères | | X | | | | |
| 11 | Maladie du séjour aux | | | | | | |

| | | | | | | | |
|---|---|---|---|---|---|---|---|
| | lieux<br>- humide<br>- plein air<br>- feu<br>- froid<br>- bruit | | X<br>X<br>X<br>X<br>X | | | | |
| 12 | Ankylostomiase | | X | | | | |
| 13 | Beathand | | X | | | | |
| 14 | Nystagmus | | X | | | | |
| 15 | Callosités | | X | | | | |
| 16 | Durillons | | X | | | | |
| 17 | Bourses séreuses des mains et genoux | | x | | | | |
| 18 | Déviation des membres | | X | | | | |
| 19 | Intoxication aux hydrocarbures de la série grasse :<br>- principal<br>- homologues<br>- dérivés cholés | | | X<br>X<br>X | X<br>X<br>X | | |
| 20 | Dermatoses aigues dues au travail de bois Kambala | | | X | X | X | |
| 21 | Ulcération des téguments due à :<br>- acide chromique<br>- chromates<br>- bichromates alcalins | | | X<br>X<br>X | X<br>X<br>X | | |
| 22 | Intoxication à l'acide Cyanhydrique | | | | X | | |
| 23 | Intoxication au phosphore<br>- principal<br>- composés toxiques | | X | | | X<br>X | |
| 24 | Intoxication au Béryllium (glucinium)<br>- principal<br>- composés toxiques | | | | | X<br>X | *Nouvelle maladie* |
| 25 | Intoxication au manganèse | | | | | X | *Nouvelle* |

| | | | | | | | |
|---|---|---|---|---|---|---|---|
| | - principal<br>- composés toxiques | | | | | X | *maladie* |
| 26 | Maladies causées par les radiations ionisantes | | | | | X | |
| 27 | Tétanos | | | | | X | |
| 28 | Epithéliomas primitifs de la peau causée par :<br>- goudron<br>- brai<br>- bitume<br>- huiles minérales<br>- anthracène<br>- leurs composés, produits ou résidus | | | | | X<br>X<br>X<br>X<br>X | *Précisions exclusives* |
| 29 | Pneumoconioses dues aux<br>- poussières minérales<br>- sclérogènes<br>- silicose<br>- anthracosilicose<br>- asbestose<br>- silicotuberculose | | | | | X<br>X<br>X<br>X<br>X<br>X | *Précisions exclusives* |
| 30 | Maladies causées par le chrome :<br>- principal<br>- composés toxiques | | | | | X<br>X | |

**Source : nous-mêmes**

| PAYS | Nombre initial des maladies professionnelles | 1ère révision | 2ème révision | Nombre d'affections 2015 |
|---|---|---|---|---|
| **Bénin** | 29 maladies en 1959 | 50 maladies en 1998 | 98 en cours de révision | **50** |
| **Burkina Faso** | 29 maladies en 1959 | 53 maladies en 1996 | Révision en cours | **53** |
| **Cameroun** | 42 maladies en 1962 | 44 maladies en 1984 | 99 en 2009 | **99** |
| **République du Congo** | 39 | 48 | Révision en cours | **48** |
| **Gabon** | 40 maladies en 1967 | 53 en 2010 | | **53** |
| **R.D.Congo** | 16 en 1966 | Ø | Ø | **16** |

**Source : Nous-mêmes sur base de données de la CIPRES, rencontre de Brazzaville, 11-19 novembre 2010.**

## Tableau 10 : Répartition des charges de l'INSS 2007 - 2011 en CDF

| | **1** | **2** | **3** | **1/3 (en %)** | **2/3 (en %)** |
|---|---|---|---|---|---|
| Années | Frais techniques | Frais de fonctionnement | Total charges | Ratio frais techniques | Ratio frais de fonctionnement. |
| 31.12.2007 | 6 757 619 749 | 36 295 200 739 | 43 052 820 488 | 15,70 | 84,30 |
| 31.12.2008 | 9 464 343 211 | 96 525 125 217 | 105 989 468 428 | 8,93 | 91,07 |
| 31.12.2009 | 19 930 846 306 | 147 205 900 924 | 167 136 747 230 | 11,92 | 88,08 |
| 31.12.2010 | 16 888 114 789 | 78 461 556 502 | 95 349 671 291 | 17,71 | 82,29 |
| 31.12.2011 | 13 384 685 962 | 73 943 045 211 | 87 327 731 173 | 15,33 | 84,67 |
| Total 5 ans | **66 425 610 017** | **432 430 828 593** | **498 856 438 610** | 13,32 | 86,68 |
| Moyenne/an | 13 285 122 003 | 86 486 165 719 | 99 771 287 722 | | |

**Source : Etats financiers de l'INSS de 2007-2011.**

**Tableau 11 : Ratios des charges administratives par rapport aux cotisations ordinaires**

| | Charges administratives (1) | Cotisations ordinaires (2) | Ratios (1/2 en %) |
|---|---|---|---|
| 2007 | 36 295 200 739 | 35 468 390 875 | **102,33** |
| 2008 | 96 525 125 217 | 45 097 539 748 | **214,04** |
| 2009 | 147 205 900 924 | 116 102 094 735 | **126,79** |
| 2010 | 78 461 556 502 | 99 572 649 891 | **78,80** |
| 2011 | 73 943 045 211 | 87 299 497 204 | **84,70** |
| TOTAL | **432 430 828 593** | **383 540 172 453** | **112,75** |

**Source : Etats financiers de l'INSS de 2007-2011.**

**Tableau 12 : Ratios des frais du personnel par rapport aux frais de fonctionnement**

| | Charges du personnel (1) | Charges de fonctionnement (2) | Ratio (1/2 en %) |
|---|---|---|---|
| 2007 | 12 155 363 125 | 36 295 200 739 | **33,49** |
| 2008 | 19 361 865 740 | 96 525 125 217 | **20,06** |
| 2009 | 21 833 033 970 | 147 205 900 924 | **14,83** |
| 2010 | 33 644 824 890 | 78 461 556 502 | **42,88** |
| 2011 | 30 372 965 504 | 73 943 045 211 | **41,08** |
| TOTAL | **117 368 053 229** | **432 430 828 593** | **27,14** |

**Source : Etats financiers de l'INSS de 2007-2011**

# BIBLIOGRAPHIE

## I- INSTRUMENTS JURIDIQUES

Constitution de la République Démocratique du Congo modifiée par la loi n°11/002 du 20 janvier 2011 portant révision de certains articles de la Constitution de la République Démocratique du Congo du 18 février 2006 (Textes coordonnés), *in J.O RDC,* n° spécial, 52ème année, février 2011.

Loi n° 015/2002 du 16 octobre 2002 portant Code du Travail, *in J.O RDC*, numéro spécial du 25 octobre 2002.

Décret-loi du 29 juin 1961 organique de la sécurité sociale, *in Recueil d'actes légaux et index*, 1ère éd., éd. Acosys, Kinshasa, 1993.

Décret du 20 décembre 1945 relatif à la réparation du dommage des maladies professionnelles survenues aux non-indigènes, inPIRON P. et DEVOS, *Codes et lois du Congo-Belge,* éd. 1954, p. 991.

Ordonnance n°66-370 du 30/06/1966 relative aux maladies professionnelles, *in Code Larciers*, *Droit du travail et de la sécurité sociale,* tome IV, 2003, p.262.

Ordonnance n°41/48 du 12 février 1953 relative aux Etablissements dangereux, insalubres ou incommodes, *in Codes et Lois du Congo Belge*, II, 1954, pp. 1317,1319-1320.

Ordonnance n°23/207 du 20 juillet 1951 modifiant le Décret du 1er août 1949. – Maladies professionnelles survenues aux travailleurs indigènes. – Liste des industries, professions, travaux ou opérations dans lesquels les maladies professionnelles donnent lieu à réparation. - Modification de l'annexe de l'ordonnance n°23/157 du 12 mai 1950, *in B.A. du Congo Belge,* n° 13, 10 juillet 1951, pp. 1547-1548.

Ordonnance n°23/206 du 20 juillet 1951 modifiant le Décret du 20 décembre 1945. – Modification de l'annexe de l'ordonnance n°149/Trav. du 16 mai 1947, *in B.A. du Congo Belge,* n° 13, 10 juillet 1951, pp 1545-1546.

Ordonnance n°23/205 du 23 juin 1949 relative à la réparation du dommage résultant des maladies professionnelles survenues aux non-indigènes modifiant l'Ordonnance n°149/Trav. du 16 mai 1947, *in B.A du Congo-Belge,* n° 13 du 10 juillet 1949, pp. 1133-1134.

Ordonnance n° 149 du 16 mai 1947 prise en application du Décret du 20 décembre 1945 applicable aux non indigènes, in STROUVENS L. et PIRON P., *Codes et Lois du Congo Belge,* 7ème éd., Léopoldville, 1954, p. 1010.

Arrêté ministériel n°049/CAB/MIN/ETPS/MBL/2012 du 10 décembre 2012 relatif à l'affiliation des employeurs, à l'immatriculation des travailleurs ainsi qu'aux modalités et conditions de versement des cotisations de la sécurité sociale, *in J.O RDC, n°* spécial du 20 décembre 2012.

A.D. n°78/004 du 23 Janvier 1978 relatif à l'Institution des comités d'hygiène et de sécurité dans les entreprises autres que minières et leurs dépendances, in *Recueil d'actes légaux et index, 1ére édition,* éd. Acosys, Kinshasa, 1993.

A.D. n° 01/76 du 21 janvier 1976 relatif au service médical ou sanitaire d'entreprise, *in Code du travail Tome II, mesures d'application,* éd. Cadicec, Kinshasa, 1982.

A.D. n° 0017/73 du 06 février 1973 relatif à la sécurité aux lieux de travail sur lesquels s'effectuent des travaux de terrassement, de fouille ou d'excavation et les travaux de l'industrie du bâtiment, *in Code du travail Tome II, mesures d'application,* éd. Cadicec, Kinshasa, 1982.

A.M. n° 001 du 04 août 1972 relatif à l'hygiène sur les lieux du travail, *in Code du travail Tome II, mesures d'application,* éd. Cadicec, Kinshasa, 1982.

A.M. 0057/71 du 20 décembre 1971 relatif à la sécurité sur les lieux du travail, *in Code du travail Tome II, mesures d'application,* éd. Cadicec, Kinshasa, 1982.

A.M. 8/61 du 21 octobre 1961 relatif au règlement général de l'assurance, *in Codes Larcier,* Tome IV., éd. Larciers, Bruxelles, 2003.

Arrêté du Régent du 4/06/1951 modifiant l'Arrêté du Régent du 16/11/1949 relatif à la liste des maladies professionnelles, *in Codes et Lois du Congo Belge*, 7ème éd., 1954, p 1014.

Arrêté du Régent du 4/06/1951 modifiant l'Arrêté du Régent du 21/12/1946 relatif à la liste des maladies professionnelles, *in Codes et Lois du Congo Belge,* 7ème éd., 1954, pp 1062-1063.

Arrêté Régent du 16/11/1949 relatif aux maladies professionnelles donnant lieu à réparation, *in STROUVENS L. et PIRON P., Codes et Lois du Congo Belge,* 6èmeéd., Léopoldville, 1954, p. 1014.

Arrêté du Régent du 21/12/1946 relatif à la liste des maladies professionnelles, in STROUVENS L. et PIRON P.,*Codes et Lois du Congo Belge*, 6èmeéd. des codes Louwers, Léopoldville, 1948, pp 1062- 1063.

Annexe à l'Ordonnance n° 66-370 du 30/06/1966 relative aux maladies professionnelles, portant liste des maladies professionnelles, *in Code Larciers, Droit du travail et de la sécurité sociale,* Tome IV, 2003, p.262.

## II- DOCTRINE1

### A. OUVRAGES

B.I.T. a, *Maladies professionnelles : le BIT adopte une liste révisée,* Bureau international du travail, Genève, 2010.

-------- b, *Risques émergents et nouvelles formes de prévention dans un monde du travail en mutation,* Bureau International du Travail, Genève, avril2010.

-------- c, *Encyclopédie de la sécurité et de la santé au travail*, 3ème éd. française, Genève, 2000.

-------- d, *Regards sur l'avenir de la justice sociale, Mélanges à l'occasion du 75ème anniversaire de l'OIT,* Genève, Bureau International du Travail, 1994.

CIT, *Application des normes internationales du travail*, 2012(I), 101ème session, BIT, Genève, 2012.

JAVILLIER J.C, *Gouvernance, droit international et responsabilité sociétale des entreprises,* IIES, Genève, Première édition 2007.

LOKO MANTUONO G. a), *Gouvernance normative du régime général de la sécurité sociale en RDC : Bilan analytique de 1908 à 2013*, Harmattan, Paris, Novembre 2014.

MAGER STELLMAN J., *Encyclopédie de sécurité et de santé au travail*, 3ème éd., Bureau international du travail, Genève, 2000.

MUKADI BONYI a, *Quelle sécurité sociale pour la troisième République ? Esquisse d'un modèle sur base des décisions et recommandations de la Conférence Nationale Souveraine,* éd. Ntobo, Kinshasa, 1993.

-------- b, *Droit de la sécurité sociale,* éd. Ntobo, Kinshasa, 1995.

OIT, *Identification et reconnaissance des maladies professionnelles : critères pour incorporer des maladies dans la liste des maladies professionnelles de l'OIT,* Réunion d'experts sur la révision de la liste des maladies professionnelles (recommandation n°194), BIT, Genève, 27-30 octobre 2009.

WARRANT F., *L'entreprise face aux risques : régime juridique applicable, compétences internes, outils de prévention + addendum 2004,* contrat SSTC 0A/B9/002, Fondation Travail-Université, Juin 2002.

## B. AUTRES DOCUMENTS (Articles, Colloques, Etudes de 3ième cycle, Rapports, Seminares, etc.)

B.I.T a, *Risques émergents et nouvelles formes de prévention dans un monde du travail en mutation,* journée mondiale de la sécurité et de la santé au travail 28/04/2010, OIT, Première édition 2010, Genève, 2010.

--------b, *Stratégie globale en matière de sécurité et de santé au travail, conclusions adoptées par la Conférence internationale du travail à sa 91è session 2003*, Bureau international du travail, Genève, 2003.

BRALIMA, *Convention collective professionnelle nationale des brasseries*, du 17 novembre 2001.

CIPRES, *Présentation de la situation de la sécurité sociale en RDC*, rencontre de Brazzaville, le 11-19 novembre 2010.

CIPRES a, *Les maladies professionnelles au BURKINA FASO*, rencontre de Brazzaville, le 17 novembre 2010.

-------- b, *Liste des maladies professionnelles indemnisables au Cameroun*, exposé de la délégation camerounaise à la rencontre de Brazzaville, 11-19 novembre 2010.

CNSS, *L'assurance d'une meilleure protection pour la vie*, mémorandum sur les maladies professionnelles présenté à la rencontre de CIPRES, Brazzaville le 15/11/010.

LOKO MANTUONO G. b), *Gouvernance de la sécurité sociale et réduction de la pauvreté en République Démocratique du Congo. Analyse de la gestion du régime général de l'Institut National de la Sécurité sociale de 2007 à 2011*, thèse de Doctorat en Droit Economique et Social, FD, UNIKIS, 2012-2013.

LOKO MANTUONO G. c), *Maladies à caractère professionnel et sécurité sociale en République Démocratique du Congo : esquisse du droit comparé et proposition de réforme de la liste de 1966. Cas de la BRALIMA et de la SOTEXKI à Kisangani*, Mémoire de Diplôme d'Etudes Supérieures en Droit, UNIKIS, FD, 2010-2011.

KAMOT-TONGOBA R., *Prise en charge et gestion des maladies professionnelles*, RCA, in CIPRES, Brazzaville, 17-19 novembre 2010.

MAKAYA J., *Etat des lieux et propositions de listes harmonisées : notes de présentation du Gabon*, CIPRES, BRAZZAVILLE du 17-19 novembre 2010.

LLISE LEVY FEITSHANS, « La Santé au travail : Un droit de l'homme », in MAGER STELLMAN J., *Encyclopédie de sécurité et de santé au travail*, 3ème éd., Bureau international du travail, Genève, 2000.

Ministère du Travail et OMS, *Etat des lieux de la santé en RDC, enquête menée dans la ville de LUBUMBASHI, Province du KATANGA,* inédit, Décembre 2002.

OIT a, *Identification et reconnaissance des maladies professionnelles : critères pour incorporer des maladies dans la liste des maladies professionnelles de l'OIT,* Réunion d'experts sur la révision de la liste des maladies professionnelles (recommandation n°194), BIT, Genève, 27-30 octobre 2009.

-------- b, *Nouvelles stratégies pour reconnaître et prévenir les maladies professionnelles : Exposé sur la liste des maladies professionnelles de l'OIT,* Forum 2005 CCHST Les 3 et 4 mars 2005, Toronto, Canada, pp.26 - 32.

RDC, CNT *: 30ème session ordinaire consacrée à la réforme de la sécurité sociale et à la modification de certains articles du Code du Travail, Kinshasa du 19-22 novembre 2012 –* Rapport Final, Ministère de l'Emploi, Travail et Prévoyance Sociale de la RDC, Novembre 2012.

RDC, *projet de loi portant code de sécurité sociale,* Travaux du CNT, Kinshasa du 19-22 novembre 2012.

RDC, *Résolutions issues de la 30ème session ordinaire du Conseil National du travail,* Kinshasa du 19-22 novembre 2012.

SOTEXKI, *Convention collective d'entreprise*, 25 juillet 1998.

SOTEXKI, *Addendum à la convention collective pour le personnel de cadre et de maîtrise*, 25 mai 1998.

## C. DOCUMENTS WEBOGRAPHIQUES

AGENCE EUROPÉENNE POUR LA SÉCURITÉ ET LA SANTÉ AU TRAVAIL, *Assurance maladie professionnelle en Belgique*, disponible sur *www.beswic.be/fr/topics/health/assurance-maladie-professionnelle*, visité le 06/01/2011.

AKA S.E. et EYMIN ASSIO E., *Maladies professionnelles : l'élargissement de la liste doit procéder d'une étude scientifique*, disponible sur *www.santetropicale.com*, visité le 12/01/2011.

ASSOCIATION ADEQUATIONS, *l'Organisation Internationale du Travail,* Extrait mis en ligne en 2008 http://www.adequations.org/spip.php?article563, site visité le 16 mars 2015.

BOSSON F., *Maladie professionnelle-maladie à caractère professionnel,* disponible sur www.bossons-fute.fr/index.php, visité le 15/02/2011.

DE GAUDEMARIS R. *Définition et principes généraux sur les Maladies professionnelles,* disponible sur *www-sante.ujf-grenoble.fr/SANTE,* visité le 18/02/2011.

EVELIEN DE KEZEL, *Indemnisation des victimes de lésions corporelles dues à l'exposition à l'amiante dans le milieu professionnel : situation en Belgique*, disponible sur *www.home.scarlet.be/~abeva/documents*, visité le 12/07/2010.

GOUVERNEMENT FEDERAL BELGE, *Procédure de reconnaissance d'une maladie professionnelle*, disponible sur *www.atousante.com/maladies_prof/procedure_de_reconnaissance*, visité le 25/07/2010.

GOUVERNEMENT FEDERAL BELGE, liste des maladies professionnelles mise à jour en 2008, disponible sur *www.atousante.com/maladies_profesionnelles/,* visité le 15/10/2009.

INRS, *Introduction aux maladies professionnelles*, disponible sur *www.inrs.fr/htm/introduction_aux maladies professionnelles.html,* visité le 14/07/2010.

INRS, *Les maladies à caractère professionnel*, disponible sur*inrs.dev.optimedia.fr/mp3/.* visité le 25/08/2010.

INSTITUT UNIVERSITAIRE DE MÉDECINE DE RENNES, *Etude de médecine du travail : maladies professionelles, disponible sur* *www.med.univrennes1.fr/etud/med_travail/cours/ maladies_professionnelles.html.*visité le 24/02/2011.

OIT a, *Le Conseil d'administration de l'OIT approuve une nouvelle liste des maladies professionnellesrévisée le 25 mars 2010 en annexe à la recommandation (n°194), www.ilo.org/safework/whatsnew/,* visité le 04/01/2011.

-------- b, *Une réunion du BIT adopte une liste révisée des maladies professionnelles,* disponible sur *www.ilo.org/global/About_the_ILO/Media_ And_public_information,* visité le 04/01/2011.

--------c, *Santé et vie au travail : Un droit humain fondamental,* disponible sur*www.ilo.org/dyn/media/slideshow.curtainUp,* visité le 12/09/2010.

-------- d, Une réunion du BIT adopte une liste révisée des maladies professionnelles, disponible sur *www.ilo.org/About_the_ILO/Mediaand_public_informa tion/Press_releases,* visité le 04/09/2010.

--------e, *Liste révisée des maladies professionnelles*, disponible *sur www.ilo.org/safework/whatsnew/lang*, visité le 04/09/2010.

-------- f, Une réunion du BIT adopte une liste révisée des maladies professionnelles, disponible sur*www.ilo.org/About_the_ILO/Media_and_public_inf ormation/Press_releases*, visité le 04/09/2010.

-------- g, *Les Maladies professionnelles : une nouvelle liste adoptée en 2010 par l'OIT,* disponible sur *www.praxispro.fr/gestion-prevention/a/maladies-professionnelles-oit-nouvelle-liste-2010/*, visité le 04/06/2010.

-------h, *XVIIè Congrès mondial sur la santé et la sécurité au travail : Travail décent-travail sûr,*disponible sur *www.ilo.org/global/About_the_ILO/Media_and_public _information/Feature_stories*, visité le 15 février 2009.

--------i, *recommandation 194*, disponible sur *www.ilo.org/public/english/standards, pdf,* visité le 23/12/2010.

Université médicale virtuelle francophone, *Maladies professionnelles : définition et principes généraux*, disponible sur *www.uvmt.org/campusmdt/intro/liste cours/MP.swf*, visité le 26/11/010.

WALES J. *Médecine du travail,* disponible sur*fr.wikipedia.org/wiki/Médecine_du_travail#Sommaire %23*visité le 09/12/2010.

# Table des matières

# L'Afrique

## aux éditions L'Harmattan

### *Dernières parutions*

**ETHNIES, NATIONS ET DÉVELOPPEMENT EN AFRIQUE : QUELLE GOUVERNANCE ?**
**Actes du colloque de Brazzaville (Congo), du 26 au 28 mai 2014**
*Sous la direction de Hugues Mouckaga, Scholastique Dianzinga, Jean-François Owaye*
En 1962, quelques années seulement après que la parenthèse coloniale eut commencé à se fermer, un agronome français, René Dumont, osa ce pronostic : « l'Afrique noire est mal partie ». Que de protestations ! Pourtant, plus de 50 ans après les indépendances, le continent africain est à la peine et patine. L'explication : la mal gouvernance. Du fait de ses ethnies, l'Afrique fait face à un épouvantable écueil ! Elle n'arrive pas à se constituer en nations ! Il importait donc d'agir, de réfléchir autour de cette problématique.
*(Coll. Études africaines, 55.00 euros, 704 p.)*
*ISBN : 978-2-343-05785-9, ISBN EBOOK : 978-2-336-37944-9*

**ÉLECTIONS, VOTE ET REPRÉSENTATION POLITIQUE DES AFRICAINS DE L'ÉTRANGER**
**Suivi du *Guide des opérations électorales en dehors des frontières nationales***
*Wongo Ahanda Antoine*
Quels sont aujourd'hui les types d'élections, les mécanismes et les procédures du vote à l'extérieur adoptés par les pays africains ? Dans cet ouvrage, qui fait la synthèse des connaissances et des pratiques du vote à l'extérieur et de la représentation politique des Africains de l'étranger, l'auteur entend apporter une contribution pédagogique au processus d'appropriation de la citoyenneté externe par les États africains. Un ouvrage qui intéressera les leaders africains, les migrants africains et tous ceux qui sont impliqués dans le processus de vote à distance à travers l'Afrique et les pays d'immigration.
*(Coll. Études africaines, 21.00 euros, 202 p.)*
*ISBN : 978-2-343-02009-9, ISBN EBOOK : 978-2-336-38129-9*

**MANUELS SCOLAIRES, ENVIRONNEMENT INFORMATIF ET NUMÉRIQUE AU SERVICE DE LA LECTURE**
**Enjeux nouveaux pour une école émergente**
*Thioune Birahim - Préface de Michèle Verdelhan Bourgade*
Aujourd'hui, l'environnement socioculturel s'est complexifié du fait de l'émergence de technologies nouvelles qui ont envahi l'univers des apprenants et qui se révèlent, dans les espaces d'éducation et de formation, à la fois comme

des promesses d'enrichissement et des menaces. Ce livre fixe quelques contours de l'utilisation des TIC (Technologies de l'Information et de la Communication) et des limites à observer dans leur application, sous peine de mettre en péril tout un patrimoine pédagogique.
*(16.50 euros, 164 p.)*
*ISBN : 978-2-343-06236-5, ISBN EBOOK : 978-2-336-37731-5*

**L'ÉCOLE, GAGE DU DÉVELOPPEMENT DE L'AFRIQUE**
*Zénith Laurent - Préface de Mathias Eric Owona Nguini*
Si plusieurs facteurs et secteurs sont à considérer pour sortir rapidement l'Afrique de son retard, le domaine scolaire revêt une importance capitale. Malheureusement, ce levier du développement qu'est l'école regorge de nombreuses tares dans la quasi-totalité des pays subsahariens. Un système académique bien pensé participerait fortement à l'essor de l'Afrique. À partir de propos, témoignages et de cas vécus, l'auteur met à nu tous les manquements qui handicapent l'émergence de ces pays.
*(Harmattan Cameroun, 16.50 euros, 158 p.)*
*ISBN : 978-2-343-06203-7, ISBN EBOOK : 978-2-336-38133-6*

**LE CAMÉLÉON ET LA MORT EN AFRIQUE**
*Eschenlohr Nicole*
La question de la mort hante nos esprits rationnels. Pour mieux maîtriser cette angoisse existentielle, les civilisations traditionnelles ont détourné le problème en attribuant une origine à cette mort : pourquoi et comment est-elle apparue ? En réponse à ses interrogations, la mythologie africaine, riche de liens tissés entre les hommes et les animaux, a désigné un responsable qu'elle a placé au cœur de ses récits et légendes : le caméléon. Accusé de lenteur, sa défense repose sur l'inéluctabilité de la mort...
*(Coll. Ethnographiques, 14.00 euros, 132 p., )*
*ISBN : 978-2-343-05818-4, ISBN EBOOK : 978-2-336-37485-7*

**APPROCHE CRITIQUE DU DÉVELOPPEMENT EN AFRIQUE SUBSAHARIENNE**
*Zagre Ambroise*
Le sous-développement de l'Afrique subsaharienne constitue une préoccupation majeure pour les pays concernés, la communauté internationale, les milieux intellectuels et la société civile. Cet ouvrage interroge la notion de développement et envisage l'avenir de ce sous-continent vers un nouveau paradigme de développement : l'»auto-développement humain», capacité des sociétés à se développer en comptant d'abord sur leurs forces intérieures, leur capacité de création et leurs potentialités matérielles et spirituelles.
*(Coll. Politique et dynamiques religieuses en Afrique, 27.00 euros, 260 p., )*
*ISBN : 978-2-343-05939-6, ISBN EBOOK : 978-2-336-37427-7*

**LA PRÉCARITÉ QUOTIDIENNE EN AFRIQUE DE L'OUEST**
**Culture et développement**
*Ernoux Jules - Préface de Michaël Singleton*
Cet ouvrage propose des tranches de vie prises sur le vif dans la population, plutôt urbaine, de Côte d'Ivoire, de Guinée et du Niger. À l'issue de 33 séjours

riches de rencontres collectives et individuelles, l'auteur s'interroge : comment vivre au jour le jour dans le manque permanent, seulement soucieux de manger à sa faim, de sauvegarder une santé précaire, de confier ses enfants à des écoles surpeuplées, de vivre dans l'insécurité d'un pays où l'État de droit n'est qu'une illusion ?
*(Coll. Écrire l'Afrique, 15.50 euros, 154 p.)*
*ISBN : 978-2-343-05748-4, ISBN EBOOK : 978-2-336-37417-8*

**LE MARKETING DE RUE EN AFRIQUE**
*Mouandjo Lewis Pierre*
Cet ouvrage, abondamment illustré d'exemples, se veut un outil pédagogique pour faciliter la compréhension de ce «Marketing de rue» tant développé par ses acteurs en Afrique. Son but est de mettre à la disposition des étudiants et responsables d'entreprises un manuel leur permettant de saisir les opportunités qui leur sont offertes par ce nouveau marché que représente la rue et où se déroulent des pratiques commerciales «agressives» et une concurrence farouche entre les entrepreneurs individuels, les grandes sociétés et les Petites et Moyennes Industries.
*(Coll. Études africaines, 44.00 euros, 512 p., Illustré)*
*ISBN : 978-2-343-05770-5, ISBN EBOOK : 978-2-336-37547-2*

**L'AGENCE SPATIALE AFRICAINE**
**Vecteur de développement**
*Ouedraogo Sékou - Préface de Jean-Loup Chrétien*
L'Algérie est en train de finaliser la conception de son premier satellite national ALSAT2B qui devrait être entièrement conçu par ses ingénieurs. Le Nigéria veut envoyer un astronaute dans l'espace avant la fin 2015. Qui peut le croire ? Et pourtant, l'Afrique possède des agences spatiales nationales crédibles et des organisations panafricaines qui travaillent sur le sujet. Pour utiliser efficacement ces applications spatiales au service du développement, l'auteur défend la création d'une Agence Spatiale Africaine.
*(Coll. Diplomatie et stratégie, 18.50 euros, 188 p.)*
*ISBN : 978-2-343-05942-6, ISBN EBOOK : 978-2-336-37375-1*

**UN CHEF-D'ŒUVRE DES ARTS D'AFRIQUE**
**La plateau de Fa (golfe du Bénin), collection Christoph Weickmann Ulm, 1659**
*Biton Marlène-Michèle*
Dans cet ouvrage, l'auteur a tenté de mener une enquête sur un plateau de divination provenant des côtes de Guinée, importé il y a 350 ans à destination du cabinet de curiosités d'un marchand d'Ulm, Christoph Weickmann. Il s'agit d'abord de replacer cet objet dans son contexte historique et culturel et de retrouver les conditions de son arrivée en Europe. L'auteur entreprend également une analyse plastique précise ouvrant des perspectives sur les modalités de représentations utilisées et l'accès à une mythologie foisonnante.
*(Coll. Ethnoesthétique, 30.00 euros, 290 p.)*
*ISBN : 978-2-343-04282-4, ISBN EBOOK : 978-2-336-37491-8*

**DE LA CEAO À L'UEMOA**
**Ou la genèse d'une intégration sous-régionale réussie**
*Sawadogo Fatimata - Préface de Cheikhe Hadjibou Soumaré*
Cet ouvrage est un solide argumentaire de la trajectoire de l'intégration ouest-africaine. Cette analyse historique sur les principales organisations qui ont précédé la CEAO (Communauté économique de l'Afrique de l'Ouest), se concentre sur les acquis et les insuccès de cette dernière. L'auteur analyse le passage de la CEAO à l'UEMOA (Union économique et monétaire ouest-africaine) pour mieux démontrer les grandes avancées sur le difficile chemin de l'intégration sous-régionale. Elle insiste sur le bilan positif de l'UEMOA eu égard aux nombreuses actions concrètes dans tous les secteurs de la vie socio-économique au profit des populations.
*(15.50 euros, 152 p., )*
*ISBN : 978-2-343-05985-3, ISBN EBOOK : 978-2-336-37437-6*

**CHEIKH HAMAHOULLAH – Homme de foi et résistant**
**L'Islam face à la colonisation française en Afrique de l'ouest**
*Traoré Alioune*
Cheikh Hamahoullah fut l'un des principaux propagateurs du tijânisme en Afrique occidentale. Il mena un combat inlassable pour la liberté et la dignité des peuples d'Afrique pendant la période coloniale. En s'appuyant sur des documents d'archives, la tradition orale africaine et des manuscrits conservés par les fidèles et les adversaires du Cheikh, l'auteur rejette l'image d'un Hamahoullah agitateur sans culture et sans foi, que répandaient complaisamment les rapports des administrateurs coloniaux.
*(34.00 euros, 404 p.)*
*ISBN : 978-2-343-04694-5, ISBN EBOOK : 978-2-336-37070-5*

**QUELLE AFRIQUE POUR LES JEUNES ?**
**Lettre ouverte**
*Barry David*
Ce livre est une lettre ouverte d'un panafricaniste convaincu. Il s'adresse aux jeunes, car ce sont eux qui peuvent encore nourrir de grands rêves et qui ont encore la capacité de s'indigner. Le panafricanisme est pour l'auteur la seule voie royale qui permettra aux jeunes de retrouver une certaine cohérence, un sens et surtout de reprendre l'initiative. Cette lettre ne comporte pas de recettes mais propose une démarche en fournissant des repères.
*(Harmattan Burkina Faso, Coll. L'Harmattan International Burkina Faso, 16.50 euros, 166 p., )*
*ISBN : 978-2-343-06009-5, ISBN EBOOK : 978-2-336-37484-0*

**L'HARMATTAN ITALIA**
Via Degli Artisti 15; 10124 Torino
harmattan.italia@gmail.com

**L'HARMATTAN HONGRIE**
Könyvesbolt ; Kossuth L. u. 14-16
1053 Budapest

**L'HARMATTAN KINSHASA**
185, avenue Nyangwe
Commune de Lingwala
Kinshasa, R.D. Congo
(00243) 998697603 ou (00243) 999229662

**L'HARMATTAN CONGO**
67, av. E. P. Lumumba
Bât. – Congo Pharmacie (Bib. Nat.)
BP2874 Brazzaville
harmattan.congo@yahoo.fr

**L'HARMATTAN GUINÉE**
Almamya Rue KA 028, en face
du restaurant Le Cèdre
OKB agency BP 3470 Conakry
(00224) 657 20 85 08 / 664 28 91 96
harmattanguinee@yahoo.fr

**L'HARMATTAN MALI**
Rue 73, Porte 536, Niamakoro,
Cité Unicef, Bamako
Tél. 00 (223) 20205724 / +(223) 76378082
poudiougopaul@yahoo.fr
pp.harmattan@gmail.com

**L'HARMATTAN CAMEROUN**
BP 11486
Face à la SNI, immeuble Don Bosco
Yaoundé
(00237) 99 76 61 66
harmattancam@yahoo.fr

**L'HARMATTAN CÔTE D'IVOIRE**
Résidence Karl / cité des arts
Abidjan-Cocody 03 BP 1588 Abidjan 03
(00225) 05 77 87 31
etien_nda@yahoo.fr

**L'HARMATTAN BURKINA**
Penou Achille Some
Ouagadougou
(+226) 70 26 88 27

**L'HARMATTAN SÉNÉGAL**
10 VDN en face Mermoz, après le pont de Fann
BP 45034 Dakar Fann
33 825 98 58 / 33 860 9858
senharmattan@gmail.com / senlibraire@gmail.com
www.harmattansenegal.com

**L'HARMATTAN BÉNIN**
ISOR-BENIN
01 BP 359 COTONOU-RP
Quartier Gbèdjromèdé,
Rue Agbélenco, Lot 1247 I
Tél : 00 229 21 32 53 79
christian_dablaka123@yahoo.fr

Achevé d'imprimer par Corlet Numérique - 14110 Condé-sur-Noireau
N° d'Imprimeur : 130921 - Dépôt légal : juillet 2016 - *Imprimé en France*

www.ingramcontent.com/pod-product-compliance
Lightning Source LLC
LaVergne TN
LVHW011032061026
849535LV00006B/2067
* 9 7 8 2 3 4 3 0 9 5 7 9 0 *